高等职业教育养老服务类专业规划教材

健康管理信息化实务

主　编　冷志伟　何桂娟　叶军峰
副主编　东海林万结美（日）　谢静超　潘　龙
参　编　谭建刚　许才明　梁泽华　吴美珍
　　　　陈雅婷　陈美玲　张　南　黄　轶

机械工业出版社

本书内容翔实、新颖，主要包括四个部分：一是围绕健康养老这一主题，介绍健康管理的基础知识；二是介绍老年健康评估、生活方式风险管理、心理健康干预、健康管理方案制订等技能实务知识；三是结合信息化基础知识及发展趋势介绍信息技术在老年健康管理中的应用；四是结合当前国内外健康管理人才培养情况展望健康管理的职业发展前景及应用案例。本书还在每章后附有思考与练习，便于读者参考学习。

本书可作为职业院校老年服务与管理、老年健康服务管理等专业的基础教材，也可作为养老服务机构行政管理与服务人员的培训用书。

图书在版编目（CIP）数据

健康管理信息化实务/冷志伟，何桂娟，叶军峰主编．
—北京：机械工业出版社，2019.9（2025.1重印）
ISBN 978-7-111-63704-2

Ⅰ．①健…　Ⅱ．①冷…　②何…　③叶…　Ⅲ．①医疗
卫生服务—信息管理—高等职业教育—教材　Ⅳ．①R199.2

中国版本图书馆CIP数据核字（2019）第205227号

机械工业出版社（北京市百万庄大街22号　邮政编码100037）
策划编辑：李　兴　　责任编辑：李　兴　邢小兵
责任校对：朱继文　　封面设计：马精明
责任印制：邓　博

北京盛通数码印刷有限公司印刷

2025年1月第1版第6次印刷
184mm×260mm·9.5印张·199千字
标准书号：ISBN 978-7-111-63704-2
定价：28.00元

电话服务　　　　　　　　　　网络服务
客服电话：010-88361066　　机 工 官 网：www.cmpbook.com
　　　　　010-88379833　　机 工 官 博：weibo.com/cmp1952
　　　　　010-68326294　　金 书 网：www.golden-book.com
封底无防伪标均为盗版　　机工教育服务网：www.cmpedu.com

高等职业教育养老服务类
专业系列教材

编委会

主　　任　　叶军峰

副主任　　黄丹凤　　林文婷　　东海林万结美（日）

编　　委　　李娉婷　　谢静超　　董韵捷

　　　　　　凌淑芬　　颜婉彤　　张　雷

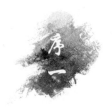

中国人口的老龄化程度正在加速、加深。数据显示：2017 年全国 60 岁以上的人口达到 2.41 亿，占总人口的 17.3%。2025 年我国 60 岁以上人口预计将超过 3 亿，到 2053 年将达到 5 亿。随着"健康中国 2030"计划的实施，在国家大力促进养老服务业发展的政策鼓励下，全国的养老服务机构已超过 3 万家，床位超过 700 万张。养老服务业正在从行业初期的简单生活照料向涵盖老年医疗、老年照护、老年康复、老年心理与营养、养老用品服务与辅具供给的 2.0 业态提升。养老从业人才配置也从集中于初级护理员层面向老年护理师、全科医护人员、康复师、健康管理师、心理咨询师、营养师、保险师、辅具师等专业技术人员与职业经理人的梯级结构提升。参照国际老龄服务 1:3 的基础护理比（1 位护理人员服务 3 位老人，失能失智等重度失能老人的护理比可能达 1:1）标准，我国 2020 年在上述专业技术岗位从业人员的缺口将超过 1000 万人，严重供不应求。此外，国内大中专院校养老服务相关专业还存在专业设置不健全、学科建设水平低、毕业生流失等现象。

从发达国家的养老服务业发育路径与人才供给的经验看，除政策扶持、加大投入外，培养大批专业的养老服务技术技能人才是前提要件和当务之急。广州市轻工技师学院（以下简称学院）积极响应政府号召，开设健康与服务管理专业，以校企合作和理论实践一体化教学为抓手，坚持全日制教学和社会培训相结合，实施养老服务类专业人才培养。在实践中，我们一是特别重视学习和接轨世界养老服务产业发达国家和地区的教育理念与技术，提升师生在专业上的国际视野，包括提供学生出国实习或就业岗位、引进日本养老服务职业水平证书国际认证、与大型企业集团合办定向班等；二是特别重视理论与实践结合、学生的实习与实训，保证了毕业生的技能实训与就业岗位无缝衔接。近些年，学院已培养、培训养老专业人才 3000 余人，受到泰康人寿等大型养老服务用人单位的欢迎。学院也被国家人力资源社会保障部确定为第 45 届世界技能大赛健康与社会照护项目的中国集训基地，专业建设与世界技能大赛标准对接。学院拥有一批熟悉养老服务专业理论与实训技能的、颇有建树的专业带头人，致力于培养养老专业的国际化高技能人才。

可以预见，随着我国养老服务事业的"国策化"，养老服务学科与专业健全、教材与教学改善、养老服务人才"专技化、学历化"的理念与育人格局会逐渐形成，人才的供给数量与质量将会大幅提升。养老服务专业毕业生的职业受尊敬程度与薪酬待遇会逐渐得到改善。

　　本套高等职业教育养老服务类专业系列教材吸收了发达国家老年服务教育的理念，邀请部分日本专家共同开发。全套教材共分六册，分别从老年康复护理技术、老年应用心理学、老年应用营养学、医养结合养老服务机构运营管理、健康管理信息化和老年生活能力评估技术等领域进行了内容创新的尝试。全书理论与实践相结合，嵌入了实训设计模块，有助于学生实操技能的提升。

　　我们愿与全国各类院校同仁携手，共同推进高等职业教育养老服务学科水平与教学质量的提高，培养更多更好的学历型养老服务专业技术人才。在这套教材的开发过程中，得到了各级人社部门和民政部门领导以及相关行业协会、专家的大力支持，谨向他们致以深深谢意。

广州市轻工技师学院院长　叶军峰

2018 年 11 月

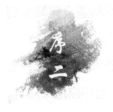

  人总是会老去的，院士也不例外。在我从事绿色建筑与城市人居环境的研究生涯中，一直很关注老年人居环境和养老产业发展的资讯。2007 年被评为"全国模范教师"以来，我一直在教导我的博士生，物理的自然禀赋要素，绝不是人类生存与环境研究的唯一对象，而是人类文化、人性与功能、环境诸要素完美结合。不同人群、不同年龄、不同种族文化的这种结合与体现方式都不一样，和附着在这些设施上的文化、使用、服务等"软设计"密切关联。放眼世界去关照全球人居、环境，就更能洞悉深切。

  读了国内一些适老化、老年人居与老年服务的教材，总的感觉一是开眼"看世界"的深度不够，再就是理论较多、实用性不足。研究生教材稍好些，用于本科生、大专生的此类教材缺且弱。要想推进发展中的中国在人居环境，尤其是老年人居与服务的水平，须自学科建设始。学科建设需肇始于具有世界眼光的一批子学科教材的建设与师资提高。幸而有具眼光的教育工作者在做了。

  老年人居与环境是老年产业的有机组成，是有血肉、有温度的科学。通过良好服务使老年人有获得感、有尊严感，更是人性、敏感和细腻的。目前老年客群已经由"30/40 人群"向"50/60 人群"转变，人的寿命越来越长，新的老年客群对包括人居环境、照护服务供给的要求越来越高，老年服务产业已经成为多学科的知识集汇与嬗变平台。通过一大批有志于老年福祉的教育工作者来推进学科与人才培养，实是利国利民之举。粗读了这套丛书，尽管还有粗疏之处，但对于在实务层面带动一批既仰望星空（具有国际视角），又能脚踏实地（有实务指导意义）的高校的好教材、好师资涌现出来还是很有意义的。是为序。

中国工程院院士 刘加平

2018 年 11 月于北京

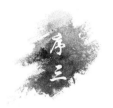

序三

日本是世界上最早进入人口老龄化的国家，目前已进入超级老龄化阶段。由于日本较早建立了较完善的国民福祉制度体系和高龄者介护保险制度，加上国民生活方式的健康化，使得日本国民的人均寿命在全世界名列前茅。日本对老年介护人才的培养也是不遗余力的。从日本大学院校到福祉专门学校，包括介护、老年健康管理、社会福祉为主干的人类福祉学科一直在追求对高龄者的介护理念、技术的提高和教学的改进，也培养了大批足以支撑日本福祉技术在世界领先的专业人才。

中国对日本文化特别是建筑文化的影响很深，目前在世界上领先的日本适老化建筑的规划设计技术，实际上都可以看到中国唐代以来人居建筑与环境相处的境界之源，即"天人合一"，也就是最大限度地营造保持老年人功能使用与个性尊严的同时，讲求高龄者居住建筑与传统文化、自然、环境的和谐伴生关系。我在中国考察时，看到中国的养老服务建筑设施从硬件上大多非常好，有的还很豪华。缺失的部分大抵上有老年居住环境与自然和谐伴生的关系在环境要素上的考虑、介护服务的细致、人性化与标准化这些要素。这些都需要通过长期的福祉专业教育与职业培训，慢慢提高中国从业者的素质才能解决。所以，很多朋友与我谈到中国如何学习日本先进的高龄者福祉技术时，我总是建议说，一是注意中国老年人人居设施、介护环境与自然的和谐关系，二是要从老年福祉学科教育、老年介护从业者素质提升做起。当我看到手中的这套面向中国职业院校青年学生、又有体现日本老年介护特色的教材时，我觉得作者是走对了路，需要的是持续去做、去完善。欢迎更多的中国青年学子来日本学习老年福祉技术。

日本科学院院士　吉野博

2018 年 11 月于东京

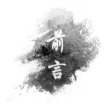

习近平总书记在党的十九大报告中明确指出："积极应对人口老龄化，构建养老、孝老、敬老政策体系和社会环境，推进医养结合，加快老龄事业和产业发展。""医养结合"作为近些年国家政策中的关键词再次得到关注。人口老龄化和慢性病患病率快速增长是当前我国人口健康领域面临的最大挑战，以健康管理为视角推进医养结合为迎接这一挑战提供了基本思路。

健康管理研究领域涉及健康信息管理、健康风险监测和评估、健康干预、健康政策研究、健康服务产品研发等方面。自 2000 年以来，健康管理在我国快速发展，相关理论与学科体系初步形成，人才培养层次逐渐完善，国家也不断出台相应的政策文件，积极推动健康管理服务业发展。但是，我国健康管理人才培养的数量和质量均远远不能满足实际需求。以养老护理员为例，据不完全统计，全国养老护理员持证人数不超过 6 万人，相较于 100 多万的从业人员规模需求来看，目前养老护理员持证人员数量不到 10%。不断培养具备从业资质的养老行业的健康管理从业人员已成为当务之急。因此，日中高龄者福祉协会与广东省教育厅合作编写的健康管理系列教材，对培养健康养老领域的从业者具有重要意义。

《健康管理信息化实务》介绍了健康管理基础知识和信息化在健康管理领域的应用。本书围绕健康养老这一主题，将健康管理所涉及的基本概念、医学基础知识、信息管理、风险评估、生活方式管理、心理干预等相关知识融入健康养老主题。同时，本书还注重实践，以提升学生实际操作能力。在每一章节，我们都明确了学习目标，指出学习的重点和难点并辅以案例，以增强学生的学习兴趣。另外，本书还在部分章节后设置了章后案例和延伸扩展，以增强本书的可读性，拓展学生知识面。

本书编写过程中，得到浙江中医药大学副校长、中华医学会健康管理学分会候任主委郭清教授的指导，日中高龄者福祉协会东海林万结美博士、张雷编委给予了中肯的建议，浙江中医药大学本科生孙莎莎、陈沁雨、张睿、俞晓东、严熙在教材校对工作中付出了辛勤的劳动，在此，向为教材编写提供帮助的专家、学生表示衷心感谢！

因本书是人才培养模式的一次创新性尝试，编写时间有限，还需在今后的教学实践中不断充实完善。不足之处恳请各位专业人士和广大读者批评指正，不胜感激！

编　者

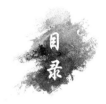

第一章　健康管理概论

学习目标

掌握　健康管理的概念；健康管理的基本步骤和常用服务流程。

熟悉　我国老年人健康管理的现状；健康管理的主要目标以及健康管理和相关学科的关系。

了解　健康管理的兴起背景和发展趋势。

章前案例

××健康管理中心老年人健康管理业务案例

　　××健康管理中心是山东省政府为响应《中国防治慢性病中长期规划（2017—2025年）》，加强老年人健康管理而建立的国家医养结合、省重点支持建设的示范健康管理中心。该中心建立了"互联网＋健康管理"的服务平台，实施"线上线下、动态静态相结合"的服务新模式，能够对个体和群体的健康状况进行全面评估，针对健康危险因素进行监测与控制。针对老年人的健康管理服务，该中心推出了如下业务：

　　心理健康管理与辅助调适。退休以后，老年人扮演的社会角色发生变化，心理上难免会产生失落感、恐惧感、孤独感、自卑感等不良情绪，加之其身体的逐渐衰老、情绪波动等，给健康带来伤害。中心建立了针对老年人的心理疏导方案、心理危机预警机制和干预措施，并坚持预防为主的原则，使服务对象逐步提高自我控制与管理情绪的能力，达到护佑健康的目的。

　　生活方式的管理。老年人慢性病、心理问题与生活方式紧密相连，健康的生活方式可以消除或有效降低不良情绪和疾病的发生率。针对老年人的生活习惯和年龄特点，中心着重采取线下交流、文字推送以及定期电话沟通的方式，建立与服务对象的互动渠道，实时纠正其不良行为、生活习惯等，有效发挥对生活方式的管控作用。

　　慢性病、多发病的管理。针对老年人易患的高血压、高血糖、高血脂、白内障、阿尔茨海默病、冠心病等，中心通过与社区卫生服务中心、基层医院对接，合理利用各种有效医疗资源，达到控制慢性病、促进老年人健康的目的。

　　健康信息管理电子档案的建立。健康信息管理电子档案用于对历年的体检结果及平时自我保健时自测的血糖、血压、体重、运动数据进行存储、对比、分析，为诊断治疗提供依据。其内容主要包含老年人的基本资料、个人健康状况、既往病史、家族遗传病史、各项检查报告、健康管理报告、就医记录等。

健康管理服务平台的建立。健康管理服务平台是建立在健康档案的基础上，充分利用计算机与网络技术，可以供全民使用以及随时查询健康信息的信息化平台。健康管理服务平台的功能包括：①健康体检预约登记；②登录个人空间，查询健康信息管理档案；③生活习惯调查和评估；④查询保健计划；⑤随访干预指导；⑥健康知识（教育）咨询互动。

第一节　健康管理的兴起与发展

健康是人类共同的目标和追求，是衡量现代社会幸福指数的关键指标。现代人要应付快节奏的学习、工作和生活，面临越来越多的竞争与挑战，常常会出现一些生理和心理问题。随着环境污染的加剧，慢性病发病率上升，亚健康人群与日俱增，人类健康受到严重威胁。因此，健康管理应运而生。本节具体介绍健康管理学科的产生及发展。

一、医学模式的演变促进健康管理学的产生

医学模式（Medical Model）是认识健康与疾病等医学问题的思维方法。所谓医学模式，是指以人的身心健康和疾病为主导的理论系统以及与之相应的实践方式。简单地说，医学模式就是指特定的历史时期内居于主导地位的医学理论和医学实践方式。自古至今，医学模式在持续演变，经历了神灵主义医学模式、自然哲学医学模式、生物医学模式、"生物—心理—社会"医学模式、"4P"医学模式等阶段，最终促进了健康管理学科的产生。

（一）神灵主义医学模式

神灵主义医学模式起源于原始社会。由于当时的生产力水平极为低下，人们相信"万物有灵"，将疾病看作是神灵的惩罚或恶魔作祟的结果。人们治疗疾病的手段主要是通过祈祷神灵来获得保佑或宽恕，或者采取驱鬼或避邪的方式免除疾病。今天，在一些偏远地区和某些历史文化中还可见到这种模式的孑遗。

（二）自然哲学医学模式

自然哲学医学模式是在朴素唯物、自然辩证的自然哲学观产生后形成的。随着生产力的发展，人们开始认识到人体的物质基础和疾病的客观属性，以中国古代中医提出的"天人合一"思想及古希腊希波克拉底等人提出的"体液学说"等为代表，形成了我国的传统医学和古希腊医学等医学体系。这一模式的哲学观以朴素的唯物论、整体观和心身一元论为基础。例如，西医之父希波克拉底提出的"四体液"病理学说认为，有机体的生命取决于四种液体：血液、黏液、黄胆汁和黑胆汁。四种液体平衡，则健康；失衡，则生病。

自然哲学医学模式为医学摆脱宗教神学的束缚创造了条件，为古代医学知识和经验的积累、继承和升华提供了基础，使古代医学理论体系的建立和发展成为可能。但是，在自然哲学医学模式的支配下，医学发展的主要动力靠的是经验的积累，忽视了实验研究的重大作用，导致医学长期停留在经验积累阶段。

（三）生物医学模式

公元14、15世纪以来，西方文艺复兴运动极大地促进了科学的进步，也大大推动了医学科学的发展。哈维（1578—1657）创立了血液循环说并建立了实验生理学的基础，摩尔根尼（1682—1711）关于疾病的器官定位的研究以及魏尔啸（1821—1902）创立的细胞病理学等，这一系列的成果奠定了现代医学的基石，也标志着生物医学模式的建立。

18世纪后，人们运用生物与医学联系的观点认识生命、健康与疾病，认为健康是宿主（人体）、环境与病因三者之间的动态平衡，这种平衡被破坏便发生疾病。

生物医学模式从其对人体的健康和疾病的细节、本质和规律性的认识来说，是个巨大的进步，它曾为人类的健康、生存和繁衍立下了丰功伟绩，使急、慢性传染病和寄生虫病的发病率和死亡率明显下降，取得了以控制急、慢性传染病和寄生虫病为主的第一次卫生革命的胜利。但是，生物医学模式过于强调人的生物性，却忽视了人的社会性以及病人的心理和社会因素。20世纪以来，由于心理学和社会科学的发展及其对医学的渗透，心因性和社会因素性的疾病显著增加，日渐暴露出生物医学模式的欠缺，同时也推动了生物医学模式向"生物—心理—社会"医学模式的转变。虽然目前占据主导地位的医学模式已由生物医学模式转变为"生物—心理—社会"医学模式，但这绝不意味着生物医学模式已经过时。在对疾病尤其是传染病的防治上，生物医学模式过去起过主要作用，在当前和今后仍将发挥重要作用。

（四）"生物—心理—社会"医学模式

1977年美国罗彻斯特大学精神病学和内科学教授恩格尔在《需要新的医学模式：对生物医学的挑战》中，率先提出需要创立一种有别于生物医学模式的新模式，即"生物—心理—社会"医学模式。他批评传统的生物医学模式只依据病人身体检查和化验参数是否偏离正常值来诊治疾病，而忽略了心理和社会因素对这些参数的影响。恩格尔指出：生物医学模式逐渐演变为"生物—心理—社会"医学模式是医学发展的必然。

"生物—心理—社会"医学模式既把人看作"自然人"，又把人看作"社会人"；既把疾病的发生和发展看作是一种生物学状态的变化，更看作是心理状态和社会适应性的变化。现在世界各国的卫生发展策略都能体现出对这一模式的运用。例如，贯彻"健康四大基石"是指合理膳食、适量运动、戒烟限酒、心理平衡；又如，三级预防——一级预防即病因预防，二级预防即"三早"预防（早期发现、早期诊断、早期治疗），三级预防即临床预防。

"生物—心理—社会"医学模式的建立，有助于解决传统的生物医学模式难以解决的问题，以更好地满足人类发展医学、防治疾病、促进健康和提高生活质量的目的。

（五）"4P"医学模式

当今医学发展的趋势是生命与健康规律的认识趋向整体，疾病的控制策略趋向系统，正走向以预防性（Preventive）、预测性（Predictive）、个体化（Personalized）和参与性（Participatory）为主要特征的"4P"医学模式。该模式被誉为 21 世纪医学发展的新方向，其核心是将预警、预防、个体化治疗及强调个体和群体参与性有机结合为一体，全面提高人类的健康水平。医学模式的发展推动了健康管理学的产生。健康管理学源于预防医学和临床医学，是一门新兴的综合性医学学科。健康管理学学科主要包括健康监测与评估、健康教育与健康干预、慢性病与生活方式管理、健康管理与健康保险、健康与生产力管理、健康管理与卫生技术评估等。健康管理学是研究人的健康和行为方式的理论和实践，并与现代医学技术服务相结合，其理论和实践的发展对新医改形势下疾病的预防和控制，尤其是慢性非传染性疾病的防治以及社会卫生资源合理配置和监督评价，将产生重大影响，并已受到国内各领域专家和业内人士的重视。

二、国内外健康管理产生及发展趋势

（一）国外健康管理的产生和发展

现代意义上的健康管理服务兴起于 20 世纪 60～70 年代的美国。由于美国慢性病患病率不断上升，医疗费用急剧上涨，美国保险公司和企业注意到当时 80% 的医疗支出用于治疗可预防的疾病，如果降低此类疾病的发病率可以节省大量的医疗费用，因此正式提出管理式医疗（Managed Care）的概念，受到政府的重视。1969 年，美国政府将健康维护组织纳入国家医疗保障计划体系，并于 1971 年为其提供立法支持，由此美国步入管理式医疗的时代。

随着医学模式的转变和美国管理式医疗的产生和发展，健康管理的概念开始产生和发展。健康管理（Health Management）一词由美国密歇根大学埃丁·坦德（Eding Tond）于 1978 年提出，并成立了健康管理研究中心，标志着现代健康管理学的起步。健康管理在后期的发展过程中与科技、服务相结合，并与和消费者健康相联系的现实需求及潜在需求有机对接，形成了健康管理产业链条，释放出了巨大的经济能量。目前，美国健康管理队伍已形成较大的规模，包括医疗集团、医疗机构、健康促进中心、大中型企业、社区服务组织等，为大众提供各种形式、内容的健康管理项目及其相关服务，主要以提高健康生活质量、延长健康寿命、消除健康差距为目标，成为美国医疗保健系统的一支重要力量。早在 2000 年，已有约 7700 万美国人在约 650 个健康管理组织中接受医疗服务，超过 9000 万美国人成为健康管理计划的享有者。美国的健康管理一直处于世界领先水平，是健康管理信息系统应用、研发的引领者。

进入 20 世纪 90 年代，随着美国健康管理的兴起，英国、德国、芬兰、日本等国家也相继效仿，逐步建立不同形式的健康管理组织。英国政府特别重视社区健康服务在卫生事业中的地位，并在 2001 年推出一项为 60 岁以上老人提供卫生服务的 10 年计划——老年人国家服务体系（the National Service Framework for Older People, NSFOP），主要建设内容包括消除歧视，确保老年人公平地进入 NHS 系统 [⊖]，确保每个老年人都受到关怀，确保老年人得到适当与及时的健康服务与社会服务，提供居家照料等中间照料服务，防止不必要住院；确保住院老年人的医疗服务，确保中风老年人的快速治疗通道与治疗康复机制，确保跌倒老年人的有效治疗与康复机制，促进老年人心理健康，善待和支持患有阿尔茨海默病和抑郁症的老年人，推进积极老龄化，延长老年人口的健康预期寿命。德国采用美国式的健康管理策略，对民众进行健康知识普及教育，建立多种健康管理组织形式，使更多人得到更多的健康服务，国民慢性非传染病的患病率显著下降。日本政府建立了"健康促进支持体系"，健康组织形式丰富且成熟；国民家庭普遍都享有健康管理机构中保健医师提供的长期跟踪服务，为家庭建立健康档案，负责家庭的健康管理。

进入 21 世纪，随着信息化技术的飞速发展，智能健康管理得到飞速发展。智能健康管理是通过整合医疗与信息技术相关资源，运用信息化技术，建立高品质、高效率的健康监测与疾病防治服务体系、健康生活方式干预与健康风险评价体系，对人群进行健康评价、制订健康计划、实施健康干预等；防治常见病和慢性病的发生和发展，提高患者生活质量，降低医疗费用，实现较好的健康管理。智能健康管理的研究内容包括数字健康（E-Health）和移动健康（M-Health）。

（二）我国健康管理的产生和发展

在我国，健康管理思想早已有之，即祖国传统医学的"治未病"。"治未病"思想源自已有两千余年历史的中医学典籍《黄帝内经》。《素问·四气调神大论》指出："是故圣人不治已病治未病，不治已乱治未乱，此之谓也。夫病已成而后药之，乱已成而后治之，譬犹渴而穿井，斗而铸锥，不亦晚乎？"这段话的意思是，医术高明的医生能在病情潜伏之时掌握病情并进行治疗，若病患已经发生才给予治疗，就如同口渴了才挖井取水，临到打仗才铸造兵器，为时已晚。这段文字是现有可考记载中对"治未病"思想的最早概括。

新中国成立后，我国卫生工作坚持预防为主的方针，建立了遍布城乡的三级医疗预防保健网，创立了适合中国国情的合作医疗制度，多层次、多渠道，培养了近 130 万名乡村医生，广泛开展爱国卫生运动，特别实行了"把医疗卫生工作重点放在农村"的卫生政策，从而使人民的健康水平迅速提高。1975 年，当中国政府将一份中国卫生状况的报告递交给世界卫生组织总干事长马勒博士时，令他震惊的是，在当时世界人口平均寿命只有 55 岁的状况下，中国人的平均寿命却已长达 65 岁！中国的基层卫生保健经验得到了世界的公认，人民健康水平迅速提升是健康管理的成功范例。

当代我国健康管理事业的兴起和快速发展，一方面是国际健康产业和健康管理行业迅猛发展影响的结果；另一方面是中国改革开放 40 年以来，社会经济持续发展、国民物质与精神生活水平不断改善和提高，健康物质文化和精神需求增加的结果。1994 年，中国

⊖ NHS（National Health Service），即英国国家医疗服务体系，这个体系一直承担着保障英国全民公费医疗保健的重任，遵行救济贫民的选择性原则，并提倡普遍性原则。

科学技术出版社出版的我国第一部《健康医学》专著中,将"健康管理"作为完整的一章内容,首次表述了健康管理的初步概念、分类原则、实施方法与具体措施等。2007年7月,中华医学会健康管理学分会成立,同年10月,《中华健康管理学杂志》创刊发行。2011年1月,郭清教授主编的《健康管理学概论》由人民卫生出版社出版发行,这是我国健康管理学科的第一本教材;2015年11月,郭清教授主编的《健康管理学》由人民卫生出版社出版发行,作为国家卫生和计划生育委员会"十二五"规划教材以及全国高等医药教材建设研究会"十二五"规划教材,供卫生事业管理等专业使用。2011年9月,我国首个健康管理学院于杭州师范大学成立;2012年,"治未病与健康管理"成为国家中医药管理局"十二五"部级重点学科;2013年12月,杭州师范大学服务国家特殊需求博士人才培养项目"治未病与健康管理"获国务院学位委员会批准实施,标志着健康管理学科的本－硕－博三级人才培养体系构建完成;2013年杭州师范大学健康管理学院获批"移动健康管理系统"教育部工程研究中心。随着健康管理学科不断发展完善,很多高校开始申报健康服务与管理本科专业。2015年,教育部批准5所高校建立健康服务与管理专业。截至2018年,我国获批该专业的高校达59所。

我国政府高度重视健康服务产业发展。2013年,在《国务院关于促进健康服务业发展的若干意见》(国发〔2013〕40号)文件中,首次明确提出加快健康服务业发展,把提升全民健康素质和水平作为健康服务业发展的根本出发点和落脚点。其发展目标是到2020年,基本建立覆盖全生命周期、内涵丰富、结构合理的健康服务业体系;健康管理与健康促进服务水平明显提高;中医医疗保健、健康养老、健康体检等多样化健康服务得到较大发展。这是指导我国健康服务业发展的纲领性文件,明确了包括健康管理在内的健康服务业未来的发展方向和广阔前景。随着我国健康服务业产业化发展趋势不断增强,人民卫生出版社分别于2013年、2015年和2017年出版了由郭清教授主编的《中国健康服务业发展报告》,定期对我国健康服务产业发展进行系统性分析和总结。

近年来,在世界健康管理学科发展的影响下,我国健康管理产业发展迅速,尤其是在智能健康管理技术领域,我国已经达到先进水平。由于我国人口众多,健康管理的发展不断激发市场潜力,健康管理服务产业正迎来发展的最佳时机。

三、健康管理与康复护理养老服务

目前我国人口平均年龄的增长高于发达国家同期增长水平,有"未富先老"的趋势,应对人口老龄化的顶层设计和战略规划工作也相对滞后。另外,我国医疗保障制度还不够健全、老年群体慢性病多发,因此,健康管理对养老服务业的发展意义重大。

(一)我国老龄化健康管理需求巨大

1. 人口现状

2010年第六次全国人口普查数据显示,截止到2010年11月1日,我国的总人口为

13.397亿，60岁及以上人口达到1.776亿，占总人口的13.3%，而65岁以上的人口达到1.188亿，占全国总人口的8.9%。据民政部统计公报显示，从2009年到2016年，我国60岁以上老年人人数从1.671亿人增长到2.309亿人，增长38.2%，占总人口比重从12.5%上升到16.7%，如图1-1所示。按照国际标准，把60岁及以上的人口数量占总人口比例超过10%或65岁及以上人口数量占总人口的比例超过7%作为国家和地区进入老龄化的标准。以此为标准，我国自2000年就已进入老龄化社会，而现有趋势表明，未来我国人口老龄化程度将进一步加剧。

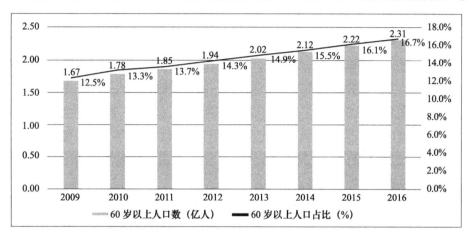

图1-1　2009—2016年我国60岁以上老年人口变化情况

伴随着经济社会的快速发展，人均预期寿命不断提高。2010年第六次全国人口普查显示，我国人口平均预期寿命达到74.83岁，比10年前提高了3.43岁。根据联合国对我国人口预期寿命的预测，到2050年，中国人口的预期寿命将达到79.9岁。按照现有人口增长速度估计，中国60岁以上老年人口将达到4.3亿。而目前我国社会养老服务体系建设仍处于起步阶段，虽然近年来我国政府开始着手建设该体系，但一段时间内仍然会存在着与新形势、新任务和新需求不相适应的问题。具体表现是：缺乏统筹规划，体系建设缺乏整体性和连续性；社区养老服务和养老机构床位严重不足，供需矛盾突出；设施简陋，功能单一，难以提供照料护理、医疗康复、精神慰藉等多方面服务；布局不合理，区域之间、城乡之间发展不平衡；政府投入不足，民间投资规模有限；服务队伍专业化程度不高，行业发展缺乏后劲；国家出台的优惠政策落实不到位；服务规范、行业自律和市场监管有待加强。因此，我国社会养老服务体系建设任重道远。

2. 老年人慢性病患病现状

慢性非传染性疾病（简称慢性病）指发病隐匿、长期的、不能自愈的、很难治愈的一组疾病，包括高血压、糖尿病、高脂血症、慢性阻塞性肺疾病、恶性肿瘤等，具有高发病率、高患病率、高致残率、高死亡率和医疗费用昂贵的特点，严重影响居民生活质量。随着社会经济的发展、人民生活水平的提高，我国人群疾病谱亦随之发生变化，已从原来的传染性疾病和营养缺乏性疾病转变为以慢性非传染性疾病为主。世界卫生组织的一份报告指出，目前慢性病是世界上首要的死亡原因，由慢性病造成的死亡人数约占所有死亡人数的60%。而老年人群随着机体功能的逐渐衰退，是患慢性病的主要人群，老年人的健康受到严重威胁，慢性病已成为老年人的主要公共卫生问题。我国老年人慢性病呈现以下特点：

（1）老年人慢性病患病率高。2008年以来，老年慢性病总患病率呈"井喷"式增长，平均患病率在60%～80%之间。据2013年第五次国家卫生服务调查报告显示，我国60岁以上老年人的两周患病率为56.9%（城市66.9%，农村45.8%），慢性病总患病率为71.8%（城市81.1%，农村61.6%）。

（2）老年人疾病谱开始以慢性病为主。老年人两周患病的前五位疾病依次为高血压、糖尿病、感冒、脑血管病和缺血性心脏病，其中有四种为慢性病。同时，常见慢性病排序亦在发生变化，但心血管疾病患病率始终高居首位，成为威胁老年人健康的主要慢性病。

（3）老年人多种慢性病并存。随着年龄的不断增长，老年人器官功能逐渐衰退，很多疾病间都存在相似的危险因素或具有一定的关联性，因此往往存在多种慢性病且以1～3种慢性病为主。2013年全国卫生服务调查显示，老年人患一种慢性病的比例为33.6%，患两种及以上慢性病的比例为16.2%。

（4）老年人心理疾病凸显。在衰老的过程中，老年人无论是身体还是心理都会发生一系列明显变化，除躯体功能下降外，也易产生失落、焦虑、孤独、抑郁，甚至绝望等负面情绪。另外多种慢性病并存，也给家庭带来了沉重的经济和心理负担，老年人缺乏情感支持，更易导致心理疾病的产生。

慢性病不仅严重影响生活质量，更给整个社会带来沉重的医疗负担。2012年12月，《中国的医疗卫生事业》白皮书显示：居民慢性病患病率、死亡率呈现持续快速增长的趋势，慢性病导致的死亡人数占全国总死亡人数的85%，导致的疾病负担占总疾病负担的70%。慢性病的防治关键在于健康管理。健康管理可根据个人生活习惯、个人病史、个人健康体检等方面的数据进行综合分析，实现早诊早治，降低高危人群发病风险。因此，对老年人群开展健康管理具有重要意义。

3. 医疗保障体系现状

中国大力推进医疗保障体系建设，形成以基本医疗保障为主体，其他多种形式医疗保险和商业健康保险为补充的多层次、宽领域、全民覆盖的医疗保障体系。

基本医疗保险包括城镇职工基本医疗保险制度、城镇居民基本医疗保险制度和新型农村合作医疗制度，它们构成了我国医疗保障制度的基础部分，为受众提供基本的医疗保险。2016年，国家正式启动城镇居民基本医疗保险和新型农村合作医疗两项制度整合，统一覆盖范围，统一筹资政策，统一保障待遇，统一医疗保险目录，统一定点管理，统一基金管理，逐步在全国范围内建立统一的城乡居民基本医疗保险制度，实现城乡居民公平享有基本医疗保险的权益。除基本医疗保险外，我国还通过建设城乡居民大病保障机制、医疗救助制度，防止居民因病致贫、因病返贫；同时鼓励商业医疗保险健康发展，提供高水平医疗保障。

虽然我国医疗保障体系在不断完善发展，但依旧存在很多挑战，集中表现在：医疗费用过快增长、基本医疗保险责任过大、多层次医疗保障体系结构性失衡。因此，从我国社会医疗保障体系的角度看，控制慢性病、减少疾病负担是降低社会医疗保障体系负担的必由之路。老年人是慢性病患病的主体人群，重视慢性病，进行积极有效的老年人健康管理，对推进医疗保障体系的建设十分重要。

（二）打造健康管理、康复护理、养老服务三位一体养老模式

进入老龄化社会，在慢性非传染性疾病持续增多的情况下，实施老年人健康管理策略，利用有限的资源，最大限度地提升老年人的生活质量、减轻社会负担，是发展老龄产业的重要突破口，也是低成本应对老龄化挑战的战略选择。

作为居家养老、社区养老的补充，机构养老主要接收失能、半失能、失智等家庭照护及社区照护困难的老年人。入住养老机构的老年人的健康管理工作，应通过"医、养、护"结合服务模式来实现。"医、养、护"结合服务模式不是养老院和医院的简单相加，而是将医疗资源与养老资源相融合，通过对健康管理工作的开展，使机构内老年人享有健康评估、建立健康档案、生活方式管理、情感慰藉、慢性病防治、健康促进、康复护理、生活照护、临终关怀等服务。因此，健康管理、康复护理、养老服务三位一体养老模式，将成为我国未来中高端养老市场的主流。

1. 老年医疗保健服务机构

当前，为老年人提供医疗保健服务的相关机构既包括卫生机构，也包括具有健康保健职能的养老机构。我国为老年人提供医疗保健服务的机构主要包括以下几类：

（1）大中型医疗机构

当前，大中型医疗机构仍在我国医疗卫生体系中发挥着重要职能。2016年，我国有公立医院1.3万家，民营医院1.6万家。与2015年11月底比较，公立医院减少430家，民营医院增加1955家。随着分级诊疗机制的逐步建立，大中型医疗机构将在老年人急性病、重症诊疗方面发挥重要作用。

（2）社区卫生服务机构

随着老年人生理机能日益减弱，老年人对各种医疗服务的需求逐渐增加，尤其是上门出诊、家庭病床、健康指导、社区紧急救护、康复训练、家庭定期访视等基层医疗服务。因此，老年人是社区卫生服务的重点人群。根据民政部数据显示，截至2016年底，全国共有各类社区服务机构和设施38.6万个，其中社区服务指导中心809个（其中农村27个），社区服务中心2.3万个（其中农村0.8万个），社区服务站13.8万个（其中农村7.2万个），社区养老服务机构和设施3.5万个，互助型养老服务设施7.6万个，其他社区服务设施11.3万个，社区服务中心（站）覆盖率24.4%，其中城市社区服务中心（站）覆盖率79.3%，农村社区服务中心（站）覆盖率14.3%。城镇便民、利民服务网点8.7万个。社区志愿服务组织11.6万个。社区卫生服务的最终目标是改善、提高人们的健康水平，所以，预防保健应当是社区服务工作的重点。

（3）养老机构

我国当代养老机构从 20 世纪 50 年代开始建设，起初以敬老院和养老院为主。随着我国老龄化社会的到来，在党和政府高度重视下，各地出台政策措施，加大资金支持力度，同时鼓励民办养老机构的发展，以弥补公办养老机构数量和质量上的不足，分担政府的养老保障压力。在多项措施并举的前提下，尤其是近年来国家提出的医养结合政策的引导下，我国社会养老体系建设取得长足发展。截至 2016 年底，全国各类养老服务机构和设施 14 万个，比上年增长 20.7%，其中：注册登记的养老服务机构 2.9 万个，社区养老服务机构和设施 3.5 万个，社区互助型养老设施 7.6 万个；各类养老床位合计 730.2 万张，比上年增长 8.6%（每千名老年人拥有养老床位 31.6 张，比上年增长 4.3%），其中社区留宿和日间照料床位 322.9 万张。以保障三无、五保、高龄、独居、空巢、失能和低收入老年人为重点，借助专业化养老服务组织，提供生活照料、家政服务、康复护理、医疗保健等服务的居家养老服务网初步形成。

（4）老年护理机构

随着年龄的增长，老年人一般都不同程度地患有各种疾病，特别是中风、瘫痪导致生活不能自理，很容易出现并发症。而家庭护理达不到专业的护理水平，存在很大的局限性，尤其对于卧床不起的老年人，一旦出现紧急情况，家人手足无措。此外，我国计划生育政策的实施使得目前我国大多数家庭面临"421"模式，即 1 对夫妻要面临 4 个老人的养老问题。在这种背景下，社会对老年护理机构的需求日益增长。老年护理机构一般都是集疾病预防、治疗、护理和临终关怀为一体的，主要为身患疾病而又缺人照顾的老年人而设。它不同于一般的社会养老机构，又与普通医院有所区别，它可以为老年人提供日常的养生保健、康复治疗、生活照顾、健身娱乐等养老服务，还能提供医疗救助和临终关怀。

目前养老护理人员的专业素质还有待提高，养老护理行业的管理规范也有待加强。以杭州市为例，有学者对杭州 32 家养老机构进行养老护理人员及护理管理现状调查，结果显示养老机构普遍存在以下问题：管理者年龄偏大、学历偏低、缺乏科学的老年护理思维；护理人员配备少、工资低、队伍不稳定；缺乏规范的养老护理员分级管理体系、老年人分级护理管理体系和老年人护理风险管理体系。

2. 我国医养结合政策现况

2015 年 11 月，卫生计生委、民政部、发展改革委、财政部、人力资源社会保障部、国土资源部、住房城乡建设部、全国老龄办、中医药局《关于推进医疗卫生与养老服务相结合的指导意见》发布，全面推进医疗卫生与养老服务相结合，满足人民群众多层次、多样化的健康养老服务需求，具体推行的政策包括：

（1）建立健全医疗卫生机构与养老机构合作机制。鼓励养老机构与周边的医疗卫生机构开展多种形式的协议合作。通过建设医疗养老联合体等多种形式，为老年人提供一体化的健康和养老服务。

（2）支持养老机构开展医疗服务。养老机构可根据服务需求和自身能力，按相关规定申请开办医疗机构，提高养老机构提供基本医疗服务的能力。

（3）推动医疗卫生服务延伸至社区、家庭。推进基层医疗卫生机构和医务人员与社区、居家养老结合，与老年人家庭建立签约服务关系，为老年人提供连续性的健康管理服务和医疗服务。

（4）鼓励社会力量兴办医养结合机构。在制定医疗卫生和养老相关规划时，要给社会力量举办医养结合机构留出空间，鼓励有条件的地方提供一站式便捷服务。

（5）鼓励医疗卫生机构与养老服务融合发展。统筹医疗卫生与养老服务资源布局，提高综合医院为老年患者服务的能力，提高基层医疗卫生机构康复、护理床位占比，全面落实老年医疗服务优待政策。

第二节　健康管理基础知识

健康管理作为一门新兴的学科和行业，从萌芽阶段就被人们赋予预防疾病发生、提升健康水平、延长人均寿命的美好期望。

一、健康管理的基本概念

（一）健康与健康观

古希腊人对于健康的最初认识和描述为"健康意味着（身体里）血液、黏液、黄胆汁和黑胆汁四种液体达到平衡状态"，而医生的职责就是"通过饮食、休息、锻炼等手段和有限的几种药物来重建体液平衡"，恢复机体的健康状态。尽管当时对于健康的描述是过于片面和浅显的，但已经对健康及健康管理的思想与理念进行了初步探索。

随着时代变迁和科技水平的不断发展，人们对健康的认识也日臻完善。1948年，世界卫生组织（World Health Organization，WHO）宪章中首次提出三维的健康概念："健康不仅仅是没有疾病和虚弱，而是一种身体、心理和社会上的完善状态。"1978年在国际卫生保健大会上，世界卫生组织又在通过的《阿拉木图宣言》中重申了健康概念的内涵："健康不仅是疾病与体虚的匿迹，而且是身心健康、社会幸福的总体状态。达到尽可能高的健康水平是世界范围内的一项最重要的社会性目标。"1986年又在《渥太华宪章》中着重强调健康的重要性，提出："良好的健康是社会、经济和个人发展的重要资源。"1989年，世界卫生组织进一步完善健康的内核，指出健康应是"生理、心理、社会适应和道德的良好状态"，基本奠定了近代健康概念的核心内容。

（二）疾病与亚健康

疾病是指一定原因造成的生命存在的一种状态，在这种状态下，人体的形态和（或）功能发生一定的变化，正常的生命活动受到限制或破坏，或早或迟地表现出可察觉的症状，这种症状的结局是康复（恢复正常）或长期残存，甚至导致死亡。

目前人们对于疾病概念的认识，大体上可以分为广义的疾病和狭义的疾病两大类。广义的疾病主要是针对健康而言，认为疾病不仅仅是一种单纯的生物学事件，即躯体的损伤和功能的紊乱，其他如心理缺陷、精神异常，以及社会适应能力低下等，都可以理解为"疾病"；而狭义的疾病主要是针对疾病分类而言，即具有一定诊断标准的具体疾病名称（包括综合征）。

随着疾病谱的变化及医学模式转变，人们对健康与疾病概念的认识也在不断深化。基于健康和疾病（狭义）的定义，人们发现还有一种既不属于健康范围，也不符合疾病诊断标准的状态，人们将其称为"亚健康"或"亚健康状态"。

"亚健康"概念是20世纪80年代中后期开始提出的，苏联学者 N. 布赫曼通过对世界卫生组织有关健康定义和标准的研究发现，不少人群中存在着一种"似健康非健康、似病非病"的状态，他把这种状态称为"第三状态"（健康为第一状态，疾病为第二状态）。于是有人又将其称为"病前状态""中间状态""灰色状态""亚健康状态"，以及"临床病期""潜病期"等。国内学者王育学在20世纪90年代中期首次提出了"亚健康"概念，中华中医药学会发布的《亚健康中医临床指南》指出：亚健康是指人体处于健康和疾病之间的一种状态。处于亚健康状态者，不能达到健康的标准，表现为一定时间内的活力降低、功能和适应能力减退的症状，但不符合现代医学有关疾病的临床或亚临床诊断标准。根据"健康"的定义，"亚健康"自然包含"躯体亚健康""心理亚健康""社会环境适应亚健康"三类。此外，有人提出还应有"道德亚健康"一类，但因其社会因素颇多，故不纳入医学范畴。

（三）健康管理

健康管理虽然在国际上出现已有三十余年，但目前还没有一个公认和统一的概念。健康管理学在国际上还没有形成完整的学科体系，各国研究的重点领域及方向也不尽相同。目前，对健康管理的含义，存在着不同视角的理解。从公共卫生角度理解，健康管理就是找出健康的危险因素，然后进行连续监测和有效控制；从预防保健角度理解，健康管理就是通过体检，提早发现疾病，并做到早诊断及早治疗；从健康体检角度理解，健康管理是健康体检的延伸与扩展，健康体检加检后服务就等于健康管理；从疾病管理角度理解，健康管理就是更加积极主动地筛查与及时诊治疾病。

2009年，中华医学会健康管理学分会组织全国健康管理学界的专家，共同编写颁布了《健康管理概念与学科体系的中国专家初步共识》（以下简称《共识》），《共识》将健康管理的概念界定如下：以现代健康概念（生理、心理和社会适应能力）和新的医学模式（生理－心理－社会）以及中医治未病为指导，通过采用现代医学和现代管理学的理论、技术、方法和手段，对个体或群体健康状况及影响健康的危险因素进行全面检测、评估、有效干预与连续跟踪服务的医学行为及过程，其目的是以最小投入获取最大的健康效益。

健康管理概念内涵的要素与重点：①健康管理是在健康管理医学理论指导下的医学服务；②健康管理的宗旨是有效地利用有限的资源来达到最大的健康效果，其主体是经过系统医学教育或培训并取得相应资质的医务工作者，客体是健康人群、亚健康人群、慢性非传染性疾病早期或康复期人群；③健康管理的具体做法是提供有针对性的科学健康信息并创造条件采取行动来改善健康，重点是慢性非传染性疾病及其风险因素；④健康管理服务的两大支撑点是信息技术和金融保险；⑤健康管理的公众理念是"病前主动防，病后科学管，跟踪服务不间断"。

二、健康管理的科学基础

健康管理学是研究人的健康和影响健康的因素以及健康管理相关理论、方法、技术的新型交叉学科，是对健康管理医学服务实践的概括和总结。由此可见，健康管理学集医学科学、管理科学、信息科学、心理学等多种学科为一体，重点研究人的疾病预防、健康管理、危险因素干预等理论及实践问题，应用跨学科知识构建起相应的指标体系和服务标准，为全民健康水平的提高提供中坚力量。

健康管理学的科学性建立在疾病的以下两个特点上。首先，健康和疾病的动态平衡关系与疾病的发生、发展过程及预防医学的干预策略是健康管理的重要科学基础之一。个体从健康到疾病要经历一个完整的发生和发展过程。一般来说，是从低危险状态到高危险状态，再到中期改变，最终出现临床症状。急性传染病经历的过程可以很短，而慢性病可以很长。在被诊断为疾病前，进行有针对性的预防干预，有可能成功延缓、阻断甚至逆转疾病的发生和发展进程，从而实现维护健康的目的。其次，在造成疾病的危险因素中，大部分是可以干预的，属于可以改变的因素，这为健康风险的控制提供了另一个重要的科学基础。世界卫生组织指出，高血压、高血脂、超重及肥胖、缺乏身体活动、蔬菜及水果摄入量不足以及吸烟是引起慢性病的重要危险因素。与这些危险因素相关的慢性病在目前医学发展情况下还难以治愈，但这些危险因素是可以预防和控制的。

健康管理的科学基础是对疾病的发生、发展过程及影响健康的危险因素进行干预。个体从健康到死亡，会经历低危险状态、危险状态、机体早期改变、临床症状、疾病等六个阶段。如图1-2所示。一般来说，这个过程的时间可长可短，期间的发展变化也不明显，各个阶段的界限也不清晰。在形成疾病、造成不同后果前，可以有针对性地对机体投资，进行健康管理，达到阻断、延缓甚至是逆转疾病的发生和发展过程，从而实现提高个体和群体健康水平的目的。因此，健康管理就是要做到无病早防、有病早治、防治结合，真正将疾病扼杀在摇篮里。

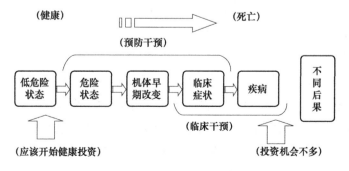

图1-2 疾病的发生、发展过程及干预策略

在现代科学技术的支撑下，人们可以利用先进的信息技术，通过分析大量的基本健康数据，包括基因数据、影像结果、生物学标志物指标以及传统的临床指标等，从中得出与个人健康相关的、有意义的健康管理信息，指导健康管理过程，达到最优效果。

三、健康管理的基本步骤

健康管理作为一种具有前瞻性的卫生服务模式，追求以较少投入获得较大的健康效果，从而增加医疗服务的效益，提高医疗保险的覆盖面和承受力。一般来说，健康管理有以下三个基本步骤：

（1）了解和掌握个体健康，开展健康状况检查和基本信息收集。

只有了解个人准确的健康状态，才能有针对性地维护个人健康。个人健康信息包括：个人基础信息（性别、年龄等）、目前健康状况、慢性病的患病情况和家族疾病史、生活方式（饮食习惯、运动、吸烟、饮酒等）、体格检查信息（身高、体重、血压等）和实验室检查相关指标（血脂、血糖等）。

（2）关心和评价个体健康，开展健康风险评估和健康评价。

根据已收集到的健康信息，对个体健康状况及未来患病或死亡的危险程度用数学模型进行量化评估。其主要目的是帮助个体综合认识健康风险，鼓励和帮助个人纠正不健康的行为和习惯，制订个性化的健康干预措施并对其效果进行评估。

（3）改善和促进个体健康，开展健康危险干预和健康促进。

在前两步的基础上，以多种形式来帮助个人采取行动，纠正不良生活方式和习惯，控制健康危险因素带来的影响，实现个人健康管理计划的目标。与一般健康教育和健康促进不同的是，健康管理过程中的健康干预是人性化的，即根据个体健康危险因素，由健康管理师进行个体指导，设定个人目标，并动态追踪效果。如健康体重管理、糖尿病管理等，通过个人健康管理日记、参与专项健康维护课程及跟踪随访措施来达到改善健康效果。例如，一位糖尿病高危个体，除血糖偏高外，还有超重和吸烟等危险因素存在，因此除控制血糖外，健康管理师对个体的指导还应包括减轻体重（膳食、运动）和戒烟等内容。

健康管理的这三个步骤可以通过互联网的服务平台及相应的计算机系统来帮助实现。需要强调的是，健康管理是一个长期的、连续不断的、周而复始的过程，在实施健康干预一段时间后，需要评价效果、调整计划、调整干预措施，只有保持耐心、持之以恒，才有可能达到健康管理的预期效果。

老年人健康服务管理的基本模式是在基本服务流程之上，结合老年人群自身及社会关系特点形成的。老年人因其自身身体机能衰退，活动能力、生理代偿能力逐渐减弱，易患多种慢性病。加之我国目前空巢老人增多，所以紧急救助功能显得十分重要。因此，在一般的健康管理流程基础上，当老年人发生意外时，患者可通过紧急救助求助设备发出求救信号，健康服务提供端即可通过安全监控等一系列设备及时进行介入干预，了解求救者情况，通知家属并提供接诊等医疗服务，保障老年人的生命安全。老年人健康管理服务流程如图 1-3 所示。

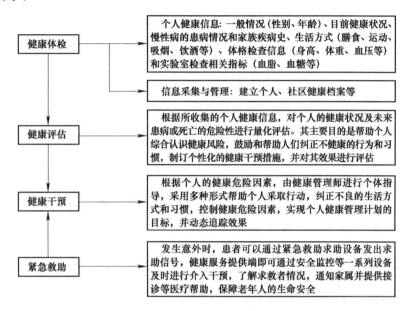

图 1-3　老年人健康管理服务流程

四、健康管理常用服务流程

一般来讲，结合健康管理的三个步骤，健康管理在现实中的常用服务流程由以下五部分组成。

（一）健康体检

健康体检是以人群的健康需求为基础，按照"早发现、早干预"的原则来选定体格检查的项目。检查的结果对于后期的健康干预活动具有明确的指导意义。健康管理体检项目可以根据个人的年龄、性别、工作特点等进行调整。

（二）健康评估

通过分析个人健康史、家族疾病史、生活方式和精神压力问卷资料，可以为服务对象提供一系列的评估报告，包括用来反映各项检查指标状况的个人健康体检报告、个人总体健康评估报告、精神压力评估报告等。

（三）个人健康管理咨询

在完成上述流程后，个人可以得到不同层次的健康咨询服务。个人可以去健康管理服务中心进行咨询，也可以由健康管理师通过电话与个人进行沟通，内容包括以下几方面：解释个人健康信息及健康评估结果及其对健康的影响、制订个人健康管理计划、提供健康指导、制订随访跟踪计划等。

（四）个人健康管理后续服务

个人健康管理的后续服务内容主要取决于被服务者的情况以及资源的多少，可以根据个人及群体的需求提供不同的服务。后续服务的形式包括：通过互联网查询个人健康信息和接受健康指导，定期发送健康管理相关信息和健康提示，以及提供个性化的健康改善行动计划。监督随访是后续服务的一个常用手段，随访的主要内容是检查健康管理计划的实施状况，并检查（必要时测量）主要危险因素的变化情况。健康教育课堂也是后续服务的重要措施，在营养改善、生活方式改变与疾病控制方面有很好的效果。

（五）专项健康及疾病管理服务

除了常规的健康管理服务外，还可根据具体情况为个体和群体提供专项健康管理服务。这些服务的设计通常会按患者、健康人来划分。对患有慢性病的个体，可选择针对特定疾病或相关危险因素的服务，如糖尿病管理、心血管疾病及相关危险因素管理、精神压力缓解、戒烟、运动、营养及膳食咨询等。对没有慢性病的个体，可选择的服务也很多，如个人健康教育、生活方式改善咨询、疾病高危人群的教育及项目维护等。

五、健康管理的基本方式

健康管理的基本方式是通过评估和控制健康风险，达到维护健康的目的。健康信息收集和健康风险评估旨在提供有针对性的健康信息来调动个体主动降低自身健康风险的积极性，而健康干预则是根据循证医学的研究结果指导个体维护自己的健康，降低已经存在的健康风险。研究发现，多种常见慢性非传染性疾病都与吸烟、饮酒、不健康饮食、缺乏身体活动等几种健康危险因素有关。慢性病往往是"一因多果、一果多因、多因多果、互为因果"。各种危险因素与常见慢性病之间的内在关系已基本明确，如图1-4所示。慢性病的发生、发展一般按照"正常健康人→低危人群→高危人群→疾病→并发症"的顺序进行。从任何一个阶段实施干预，都将产生明显的效果，并且干预越早，效果越好。

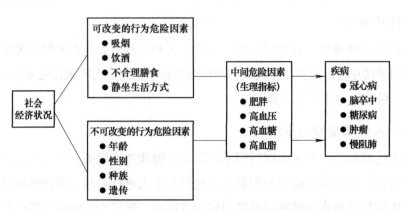

图1-4　常见慢性病与其共同危险因素之间的内在关系

健康管理的基本方式有以下六种，包括生活方式管理、需求管理、疾病管理、灾难性病伤管理、残疾管理和综合的群体健康管理。

（一）生活方式管理

1. 生活方式管理的概念

从健康服务的角度来说，生活方式管理是指以个人为核心的卫生保健活动，强调个人选择行为方式的重要性。生活方式管理通过健康促进技术，比如行为纠正和健康教育，来保护人们远离不良行为，减少危险因素对健康的损害。

2. 生活方式管理的特点

（1）以个体为中心，强调个体的责任和作用。

选择什么样的生活方式属于个人的意愿或行为。健康管理师可以告知人们什么样的生活方式是有利于健康的，比如不应吸烟，不应挑食、偏食等；健康管理师也可以通过多种方法和渠道帮助人们做出决策，比如提供条件供大家进行健康生活方式的体验，指导人们掌握改善生活方式的技巧等。但最终选择何种生活方式的决定权还是在每个人的手里。

（2）以预防为主，有效整合三级预防。

生活方式管理在疾病预防中占有重要地位。预防的含义不仅仅是预防疾病的发生，还在于延缓或逆转疾病的发展历程。三级预防的内容包括：控制健康危险因素，将疾病控制在尚未发生之时的一级预防，通过早发现、早诊断、早治疗而防止或减缓疾病发展的二级预防，以及防止伤残，促进功能恢复，提高生命质量，延长寿命，降低病死率的三级预防。由此可见，对于做好三级预防来说，生活方式管理是非常重要的。因此，有效整合三级预防，尤其是做好最有效果的一级预防，是生活方式管理的最终目的。

3. 生活方式改变的技术

生活方式管理是其他健康管理方式的基础。生活方式的干预技术在生活方式管理中举足轻重。在实践中，常用于促进人们改变生活方式的技术有以下四种：

（1）教育：传递知识，确立态度，改变行为。

（2）激励：通过正面强化、负面强化、反馈促进、惩罚等措施进行行为矫正。

（3）训练：通过一系列的参与式训练与体验，培养个体掌握行为矫正的技术。

（4）营销：利用社会营销的手段推广健康行为，营造健康的大环境，促进个体改变不健康的行为。

在实际应用中，生活方式管理可以以多种形式出现，也可以融入健康管理的其他方式中。例如，生活方式管理可以纳入疾病管理项目中，用于减少疾病的发生率或降低疾病的损害；可以在需求管理项目中出现，帮助人们更好地选择食物，提醒人们进行预防性的医学检查等。不管应用什么样的方法和技术，生活方式管理的目的都是相同的，即通过选择健康的生活方式，减少疾病的危险因素，预防疾病或伤害的发生。

（二）需求管理

1. 需求管理的概念

健康管理所采用的另一个常用方式是需求管理。这一管理方式基于这样一个理念：如果人们在和自己有关的医疗保健决策中起到积极作用，那么服务效果会更好。需求管理实质上是通过帮助健康个体维护自身健康和寻求恰当的健康服务，控制医疗成本，促进健康服务的合理利用。需求管理的目标是减少昂贵的、非必需的医疗服务，同时改善人群的健康状况。需求管理常用的手段包括：寻找手术的替代疗法、帮助病人减少特定的危险因素并采纳健康的生活方式、鼓励自我保健和干预等。

2. 影响需求的主要因素

影响人们的健康服务消费需求有以下四种因素。

（1）患病率。患病率反映了人群中疾病的发生水平，可以影响健康服务需求。

（2）感知到的需要。个人感知到的健康服务需要是影响服务需求的最重要的因素。有很多因素影响着人们感知到的需要，主要包括：个人关于疾病危险和卫生服务益处的知识、个人感知到的推荐疗法的疗效、个人评估疾病问题的能力、个人感知到的疾病的严重性、个人独立处理疾病问题的能力、个人对自己处理好疾病问题的信心等。

（3）消费者选择偏好。消费者选择偏好强调个人在决定其健康干预措施时的重要作用。医生和健康管理师的职责是帮助个人了解这种治疗的益处和风险。

（4）健康因素以外的动机。事实表明，一些健康因素以外的因素，如个人请病假的能力、残疾补贴、疾病补助等都能影响人们寻求医疗保健的决定。

3. 需求管理的主要工具与实施方法

需求管理通常通过一系列的服务手段和工具，影响人们的卫生保健需求。常见的方法有：24小时电话就诊分流服务、转诊服务、基于互联网的卫生信息数据库、健康课堂、服务预约等。

（三）疾病管理

疾病管理是健康管理的又一主要方式。疾病管理是一个协调医疗保健干预以及与病人沟通的系统，它强调病人自我保健的重要性。疾病管理支撑着医患关系和保健计划，强调运用循证医学和增强个人能力的策略来预防疾病的恶化，它以持续性地改善个体或群体健康为基准来评估临床、人文和经济方面的效果。疾病管理必须包含"人群识别、循证医学的指导、医生与服务提供者协调运作、病人自我管理教育、过程与结果的预测和管理、定期的报告和反馈"等内容。由此可见，疾病管理具有以下几个特点：

（1）目标群体是患有特定疾病的个体。如糖尿病管理项目的管理对象为已诊断患有Ⅰ型或Ⅱ型糖尿病的病人。

（2）不以单个病例或单次就诊事件为中心，而是关注个体或群体连续性的健康状况与生活质量，这也是疾病管理与传统的单个病例管理的区别。

（3）对于医疗卫生服务及干预措施的综合协调作用至关重要。疾病本身使得疾病管理关注健康状况的持续性改善过程，而大多数国家卫生服务系统的多样性与复杂性，使得协调来自多个服务提供者的医疗卫生服务与干预措施的一致性与有效性特别困难。然而，正因为协调困难，也显得疾病管理协调作用非常重要。

（四）灾难性病伤管理

灾难性病伤管理是疾病管理的一个特殊类型，它关注的是"灾难性"的疾病或伤害。这里的"灾难性"是指对健康的危害十分严重，也可指其造成的医疗卫生花费巨大，常见于肿瘤、肾衰竭、严重外伤等情形。灾难性病伤所具有的一些特点，如发生率低，需要长期复杂的医疗卫生服务，服务的可及性受家庭、经济、保险等各方面的影响较大等，决定了灾难性病伤管理的复杂性和艰难性。

一般来说，优秀的灾难性病伤管理项目具有以下特征：

（1）转诊及时。

（2）综合考虑各方面因素，制订出适合的医疗服务计划。

（3）具备一支包含多种医学专科及综合业务能力的服务队伍，能够有效满足可能出现的多种医疗服务需要。

（4）最大限度地帮助病人进行自我管理。

（5）尽可能使患者及其家人满意。

（五）残疾管理

残疾管理的目的是减少工作地点发生残疾事故的频率和费用。从雇主的角度出发，根据伤残程度分类处理，尽量减少因残疾造成的劳动和生活能力下降。对于雇主来说，残疾的代价还包括因失去生产力所造成的后续损失。生产力的损失按照全部替代职员的所有花费来估算，必须用这些职员替代那些由于残疾而缺勤的员工。

造成残疾时间长短不同的因素包括医学因素和非医学因素，具体情况见表1-1。

表1-1　影响残疾时间长短的因素及残疾管理的目标

影响残疾时间长短的因素		残疾管理的目标
医学因素	非医学因素	
①疾病或损伤的严重程度	①社会心理问题	①防止残疾恶化
②个人选择的治疗方案	②职业因素	②注重功能性能力
③康复过程	③伤残者与同事、主管之间的关系	③设定实际康复和返工的期望值
④疾病或损伤的发现和治疗时期（早、中、晚）	④工作压力	④详细说明限制事项和可行事项
⑤接受有效治疗的容易程度	⑤工作任务的不满意程度	⑤评估医学和社会心理学因素
⑥药物治疗还是手术治疗	⑥工作政策和程序	⑥与病人和雇主进行有效沟通
⑦年龄影响治愈和康复需要的时间，也影响重返工作岗位的可能性（年龄大的时间更长）	⑦即时报告和管理受伤、事故、旷工和残疾的情况	⑦有需要时要考虑复职情况
⑧并发症的存在，依赖于疾病或损伤的性质	⑧心理因素包括压抑和焦虑	⑧实行循环管理
⑨药物效应，特别是副作用（如镇静）	⑨信息通道流畅性	

（六）综合的群体健康管理

综合的群体健康管理通过协调上述不同的健康管理方式来对个体提供更为全面的健康管理。群体健康管理成功的关键在于系统地收集健康状况、健康风险、疾病严重程度等方面的信息，以及评估这些信息和临床及经济因素的关联以确定健康、伤残、疾病、并发症、重返工作岗位或恢复正常功能的可能性。

六、健康服务业

（一）健康服务业的界定

国务院《关于促进健康服务业发展的若干意见》（国发〔2013〕40号）对健康服务业有准确的界定：健康服务业的内涵外延，即以维护和促进人民群众身心健康为目标，主要包括医疗服务、健康管理与促进、健康保险以及相关服务，涉及药品、医疗器械、保健用品、保健食品、健身产品等支撑产业。这一定义明确了健康服务业涵盖的具体内容，是指导我国健康服务业发展的核心思想。

《国务院关于印发卫生事业发展"十二五"规划的通知》（国发〔2012〕57号）明确提出要加快健康服务业发展，包括"建立完善有利于健康服务业发展的体制和政策""完善鼓励和促进非公立医疗机构发展的政策措施""大力发展生物医药，改造提升传统医药"。《国务院关于印发服务业发展"十二五"规划的通知》（国发〔2012〕62号）进一步阐述了健康服务业的具体范围，指出健康服务业应包括"基本与非基本医疗卫生服务、多层次的医疗保障体系、医疗护理、健康监测、卫生保健、中医医疗保健、康复护理、健康管理教育与培训、健康咨询、健康保险、康复医疗服务"等诸多方面。概括来说，我国健康服务业应当包括医疗服务、健康管理与促进、健康保险以及相关服务和支撑性产业四个方面内容。

（1）医疗服务是健康服务业的关键环节和核心内容。医疗服务以及提供医疗服务的医疗机构是健康服务业发展的核心所在，如果没有优质的医疗服务作为支撑，其他衍生服务、外延服务难以持续发展。要切实落实政府办医责任，坚持公立医疗机构面向城乡居民提供基本医疗服务的主导地位。同时，广泛动员社会力量发展医疗服务，努力扩大医疗服务供给，提高服务效率。

（2）健康管理与促进主要面向健康和亚健康人群，内涵丰富，发展潜力巨大。人民群众生活水平不断提高，对健康服务的需求正在从传统的疾病治疗转为更加重视疾病预防和保健，追求健康的生活方式，对健康体检、健康咨询、健康养老、体育健身、养生美容以及健康旅游等新兴健康服务的需求也在快速增加。发展健康服务业，需要在不断加强基本医疗卫生保障的基础上，不断发现市场需要，创新服务模式，发展新型业态，不断满足多层次、多样化的健康服务需求。

（3）健康保险是健康服务业发展的重要保障。人民群众的健康需求能不能转化为消费，很大程度上取决于购买力。国内外的经验表明，健康服务业的长足发展需要成熟的健康保险体系来保障。近年来，随着医改的深入推进，我国基本形成了覆盖城乡居民的全民医保体系，但商业健康保险发展仍然相对滞后，健康保险保费占卫生总费用的比重仅约28%。发展健康服务业，需要在完善全民基本医保的基础上，加快发展商业健康保险，建立多层次的医疗保障体系。

（4）支撑性产业涵盖对医疗服务、健康管理与促进、健康保险服务形成基础性支撑作用的产业及所衍生出来的各类产业。主要包括药品、医疗器械、保健用品、健康食品等研发制造和流通等相关产业，以及信息化、第三方服务等衍生服务。这些产业存在多、小、散、乱等问题，需要进一步提高科技水平，通过支持健康相关产品的研制和应用，加快发展并形成健康服务业产业集群，增强市场竞争力。

（二）健康服务业的特征

健康服务业是一个以大健康观念为前提，与健康直接或间接相关的产业体系，具有以下几个特征。

1. 产业链长，投资大且风险高

健康服务业包括医疗服务、健康管理与促进、健康保险以及相关服务和支撑等多个与健康密切相关的生产和服务领域，横跨一二三产业。健康服务业的发展对与之相关的多个产业具有较强的关联影响。健康服务业的高技术含量决定了其技术研发与产品开发所需软硬件设备具有费用高、周期长、失败风险高、相关人力资源的成本高等特点，这些都决定了健康服务业产业链条长、资金投入大且风险高。

2. 技术含量高

健康服务业中运用的诊疗技术、健康危险因素监测等手段和方法的更新与信息技术、生命科学、生物工程等高新技术的发展紧密相连，是众多领域最新研究成果的展示与运用。它体现了相关学科的研究成果和价值，其手段和方法是多学科交叉、融合的范例。因此，健康服务业中的产品及服务具有很高的科技附加值。

3. 与公众利益密切相关

健康服务业中的所有行业提供给市场的产品及服务均受到人群疾病谱及死亡谱、公众健康需求、国家医疗卫生制度及体制等因素的影响。健康服务业的市场竞争规律也与其他产业有明显区别，医疗相关产业具有被动消费的特点，即消费者往往因身患疾病不得不去医疗机构消费，购买药品和医疗服务，产生消费行为；而健康相关服务业则往往由消费者主动选择是否要为享受产品及服务而消费。但是，无论是主动消费还是被动消费，健康服务业所提供的产品及服务都需要健全的监管机制和严格的准入制度来保证购买者的安全。健康服务业提供给消费者的是与人身安全直接相关的产品及服务，公众对其产品或服务的质量或效果十分关注且特别敏感。

4. 具有公共物品与私人物品双重属性

健康服务作为一种特殊产品，具有公共物品与私人物品的双重属性。一方面，公民具有享有基本医疗服务的权利。为保障公民生命安全和危重病者得到及时的抢救医治，政府和医院有提供医疗服务的责任与义务，这些都是其公共产品的属性，也决定了政府在提供医疗服务中的主导地位。另一方面，公共产品的供给不足、缺乏竞争、效率低下等特点不符合现代发展社会对于健康服务的巨大及多样化的需求，这些都决定了健康服务作为产业发展的必要性及其私人物品属性。

5. 具有明显的社会效益和可持续性

健康服务业为消费者所提供的是与预防、医疗、保健、康复、健康管理等相关的产品、技术及服务，这些技术手段是提高劳动力人口素质、提升全民健康水平的基本保障。因此，健康产品和服务的提供不仅关系到群体的健康状况，更与社会稳定和经济可持续发展息息相关。健康服务业的发展不仅具有显著的经济效益和社会效益，更有极强的可持续性。著名经济学家保罗·皮尔兹曾指出，继计算机和网络产业之后，引领全球"第五波财富"的将是未来的明星产业——健康服务业。

（三）我国健康养老服务业的发展现状

"十三五"期间，我国的养老服务业基本建立了以《中华人民共和国老年人权益保障法》为总依据，以法规、规范性文件、配套政策和规划标准为支撑的制度体系；初步形成了以居家为基础、社区为依托、机构为补充、医养相结合的养老服务体系。但与老年人日益紧迫和多样化的养老需求相比仍有较大差距，广大老年人对当前养老服务的满意度和获得感还不高，还存在供给结构不合理、市场潜力未充分释放、各方资源投入产出效率不高、服务质量有待提升等突出问题。

党中央、国务院高度重视人口老龄化问题。国务院办公厅印发的《关于全面放开养老服务市场提升养老服务质量的若干意见》（以下简称《意见》）于 2016 年 12 月 23 日正式对外公布，《意见》着眼于养老服务业当前面临的突出短板，提出了针对性要求，并明确提出到 2020 年养老服务质量明显改善、群众满意度显著提高的目标。这是养老服务领域贯彻落实党中央、国务院全面深化改革战略部署的重要举措，是全面放开养老服务市场，及时、科学、综合应对人口老龄化的具体行动。《意见》贯彻落实党中央、国务院着力推进供给侧结构性改革的决策部署，聚焦放开养老服务市场和提升养老服务质量，加强了养老服务体系建设的顶层制度设计，对养老服务业提质增效、破解重大发展问题做出了重要指导，将进一步提高养老服务业在应对人口老龄化过程中的贡献率，进一步满足老年人日益增长变化的养老服务需求。目前，国内的健康养老产业模式由以家庭养老为主，向家庭养老、社区居家养老、机构养老并重转变。

1. 社区居家养老服务模式

社区居家养老是指老年人按照生活习惯，选择居住在家庭中安度晚年生活的养老方式。

上海率先实行"以家庭为核心，以社区为依托，以专业化服务机构为载体，以上门、日托或邻里互助为形式"的社区居家养老服务。北京、浙江、广东也相继大力发展居家养老服务并且获得重大突破，服务形式从单一向项目化、集约化发展。

2. 机构养老服务模式

养老机构是社会养老专有名词，是指为老年人提供饮食起居、清洁卫生、生活护理、健康管理和文体娱乐活动等综合性服务的机构。它可以是独立的法人机构，也可以是附属于医疗机构、企事业单位、社会团体或组织、综合性社会福利机构的一个部门或者分支机构。机构养老具有典型的政策性和扶持性，主要面对弱势群体。社会福利院主要收养城市中的"三无"对象，资金与运作靠政府支持。随着经济水平提高，面向中高收入人群的养老机构逐渐进入市场。

3. "医养结合"的健康养老模式

我国的养老与医疗分属民政与卫生计生部门管理，使现有的养老模式，如自我养老、家庭养老及社区居家养老等普遍存在医养分离的问题。失能老人的长期照护问题一直得不到有效解决，成为社会普遍关注的热点，推行"医养结合"的健康养老模式势在必行。国家对这一民生事业也高度重视，从2013年起陆续出台了一系列政策文件，明确提出了"医养结合"的具体实施任务和阶段目标。地方政府也在积极探索不同形式的"医养结合"模式。例如，青岛市早在2012年就率先建立了长期医疗护理保险制度，对在医疗专护、定点护理机构或居家接受医疗护理照料的失能老人提供保险保障。上海、北京、湖南、杭州等一些省市的"医养结合"服务也各有特色，各地涌现出一大批性质各异、功能不同的机构，探索不同形式的"医养结合"模式，找寻适合这项服务发展的适宜机制。2016年6月，国家卫生计生委办公厅与民政部办公厅联合下发了《关于确定第一批国家级医养结合试点单位的通知》（国卫办家庭函〔2016〕644号），确定了50个市（区）作为我国第一批国家级"医养结合"试点单位，"医养结合"实践取得了新的进展。

目前我国养老服务业主要是公办机构提供养老服务，存在资源配置不合理、服务质量低、覆盖不全面等多种问题，因此，多元化养老服务模式成为发展新方向。随着经济的发展和社会的进步，人们的生活方式更加多样化，单纯的国家福利已经难以满足老年人生活多样化的需求。随着城镇化的发展，"421"家庭结构和空巢老人问题凸显，传统的家庭养老模式难以为继，社会化养老需求强势增长。健康养老服务产业需求旺盛，供给严重不足，供需矛盾使得健康养老服务业成为新蓝海。2016—2017年国家出台的一系列政策，进一步厘清了政府与市场的关系。面对老年人口的现状，政府可以通过财政补贴、减免税收、购买服务甚至养老专项按揭贷款等手段加快解决老龄化问题，也可以直接通过市场来满足老年人个性化的养老服务需求。健康养老服务业开始走出一条与国际经验接轨的社会化、市场化的道路。

（四）日本健康养老服务业的发展及经验借鉴

日本与中国一衣带水，文化具有同源性，作为当今世界第三大经济体，同样面临着人口老龄化的严峻问题，因此，日本健康养老服务业的发展对我国具有一定的启示意义。

1. 日本健康产业发展概况

2016 年日本医疗保健产业产值达到 4731 亿美元，在亚太地区占比为 28.0%，仅次于中国。据预测，2021 年日本医疗保健产业产值将达到 5061 亿美元。在发达国家中，日本的医保制度较为成功，日本以经济合作与发展组织（OECD）国家排名第 16 位的医疗总费用占比和排名第 19 位的人均医疗费用，支撑着老龄化率排名第一的人口结构，人口平均预期寿命更是多年排名全球第一。

日本医疗机构大体分为四类：第一类是国立和公立医疗机构，分别由国家和地方政府投资建成；第二类是社会保险关系团体举办的医疗机构；第三类是公益法人、学校法人和社会福祉法人等设立的医院；第四类是民间医疗机构，包括医疗法人和个体经营。由于前三类是由国家、地方政府、保险关系或社会公益团体设立，能够确保其非营利性和公益性。但第四类是民间投资的医疗机构，为了确保其公益性，日本设立了医疗法人制度对其进行了非营利规制。

20 世纪 60 年代后，日本建立了一个全面覆盖、标准收益、公平支付、效率相对较高的医疗服务体系。日本实行全民医保计划，每一个年满 20 岁的日本国民都要加入医疗保险体系，已经投保的日本国民可持医疗保险卡到其中任何一家医院、诊疗所就诊。日本的医疗保险制度是全民保险制度，参保方式可分为三大类，每一类约有三分之一国民参加。第一类是工会健康保险，参保人员为大企业及政府等工作人员及其抚养的直系亲属；第二类是政府管理的健康保险，参保人员为中小企业职员和其抚养的直系亲属；第三类是国民健康保险，参保者为独资经营或靠养老金生活者。工会健康保险费用一般较低，而第三类国民健康保险的保险费用一般较高，第二类介于两者之间。这种医疗保险制度能满足不同层次的需求，使国民均可平等接受重要的医疗服务。

日本是众所周知的长寿国家，除齐全的社会养老医疗设施外，还有高质量的空气、饮用水及食物，同时，这更要归功于政府对民众健康的积极管理。日本政府每年要为癌症、糖尿病、心脑血管疾病等患者支付巨额的医疗费，为促进民众健康生活，帮助中年人和老年人预防和及早发现疾病，减少政府财政负担，日本几乎每个城市都设有由政府出资建立的公立的健康管理中心，和当地公立医院及大学附属医院等相互关联，为当地民众提供全面的健康管理服务。

2. 日本健康养老产业发展现状

日本是一个高度发达的国家，是世界上人均预期寿命最高的国家，也是老龄化最严重的国家。根据日本厚生劳动省公布的数据，2016 年日本人的平均寿命，男性为 80.98 岁，女性为 87.14 岁。截至 2017 年 8 月，日本总人口为 1.27 亿人，65 岁以上老人达 3514 万，占总人口的比例已经增至 27.7%，预计到 2060 年 65 岁以上老人将接近日本总人口的 40%。老龄化的加剧加重了日本社会保障的负担，日本政府不得不拿出财政收入的很大一部分来填补养老金的亏空。

（1）健康养老服务的管理

厚生劳动省是日本国家社会福利行政中枢机关，下设老健局，为老年人福利行政中枢机关。老健局下设总务科、护理保险规划科、老年人支援科、振兴科和老年人保健科，以及护理保险指导室和阿尔茨海默病、防止虐待对策推进室，各司其职。

2012 年，日本政府修订了《老龄社会对策大纲》（以下简称《大纲》）。《大纲》指出，为老年人营造健康的宜居环境，要通过扶持开发有利于老年人的、符合需求的器械及服务，来激活老年人市场，在提高老年人消费水平的同时，通过强化应对老龄化的产业，确保老年人的生活质量，形成安心舒适、生活充实的社会环境。《大纲》提出要在三个方面进行努力：一是强化医疗、护理、健康相关产业，二是强化医疗护理服务基础，三是在全国各地保障老年人能够安心地生活。

（2）信息化在健康管理中的应用

关于健康管理的信息化建设，在医院内、家中、访问地或是上门护理站等处，只要有存取权的话，都可以进行数据的读取、追加和修改等；通过专家会诊、病历发布来提供信息，以提升就医的便利性、经济性和安全性。面向会员客户的医疗服务内容主要有：面向会员通过电话和互联网提供健康咨询服务、医疗机构信息检索服务、定期体检介绍服务；与医疗法人合作，以会员为对象进行健康管理服务，提供日常健康咨询、专业医疗机构介绍、营养指导、运动指导、综合性健康检查和专用沙龙等。

（3）护理险制度的建立

家庭护理能力的衰弱，加上经济持续不景气，长期护理费用的赤字已无法单纯通过增税或提高保险费来维持，只有将长期照顾制度从社会福利转变为社会保险，动用更多的社会资源，通过市场调节才能解决老年人长期照顾的难题。1997 年日本制定了《护理保险法》，2000 年开始实施护理保险制度。日本护理保险制度把基层行政组织单位——市町村定为保险主体，被保险者为居住在所属市町村范围内的 40 岁以上者（包括外国人），其中 65 岁以上为第一被保险者，40～65 岁为第二被保险者。整个制度由个人每月所交保险费、中央和地方政府的资金以及每次使用服务时个人需交的一定费用支持。其中，护理保险费 50% 由国家负担，其余 40% 由各地上缴的护理保险费用承担，使用者自付 10%。个人上缴的费用根据收入分为 5 个等级，以确保收入和投保水平的均衡。保险费上缴国家后，根据各地区老龄人口的比率和照顾需求情况，被分配到各地方政府调配使用。

老年人按照被判定的等级可自主选择护理保险提供的服务。护理保险服务包括：第一类居家护理，包括上门护理、上门入浴服务、上门看护、上门康复训练、日间托老与照护、居家康复训练、护理设备的租借、短期入院护理、短期入院疗养、阿尔茨海默病患者的生活护理指导、入住特定收费的养老院、居家疗养指导和住宅改造共13种；第二类设施护理，包括特别护理的养老院、老年人保健设施和疗养型病床设施共三种。

第三节　健康管理相关医学学科

一、临床医学

（一）临床医学的定义和研究对象

临床医学（Clinical Medicine）是研究疾病的病因、诊断、治疗和预后，提高临床治疗水平，促进人体健康的科学。它以疾病为研究和诊治对象，通常是指诊断学、治疗学、内科学、外科学、妇产科学、儿科学、皮肤科学、口腔科学、眼科学、耳鼻喉科学、传染病学、肿瘤学、中医学、护理学等，并直接面对疾病和患者，对患者直接实施治疗。

（二）健康管理与临床医学的关系

健康管理与临床医学的共同之处在于研究和服务的对象都是人，最终目的都是促进人体健康，都依托于现代医学等学科知识。虽然两者间存在互通之处，但也有一些明显的区别，具体包括：

（1）切入点与着眼点不同。健康管理的重要内容之一是健康风险评估，并通过评估对健康进行控制，着眼于疾病发生前的预防；而临床医学一般开始于疾病症状出现期，着眼于疾病发生后的治疗。

（2）作用机制不同。健康管理以健康体检、健康风险评估、健康干预与健康促进为主要手段，建立"了解健康—评估健康—促进健康"的作用机制，不再是单一的疾病治疗，而是对整个健康生命周期的健康资源进行管理的过程，成果见效所需时间较长，具有延续性；而临床医学依托现代医学主要诊断手段，建立"检查—发现—诊治"的作用机制，首要消除疾病直接表象，成果见效时间较短。

推动健康管理在临床医学中的应用，不仅能够提升健康素质，节约医疗资源，实现产业经济效益并带动相关健康产业发展。同时，对于解决我国当前控制医疗成本、慢性病和老龄化问题，满足多样化和高质量的健康服务需求，减轻临床医学的压力，建设健康中国起着重要作用。

因此，更好地将健康管理应用于临床医学并与之融合，建立全生命周期的健康管理，对于人类健康事业的发展具有重大意义。

二、预防医学

（一）预防医学的定义和研究对象

预防医学是医学的一门应用学科，它以个体和确定的群体为研究对象，目的是保护、促进和维护健康，预防疾病、失能和早逝。作为医学的一个重要组成部分，它要求所有医护人员，除了要掌握基础医学和临床医学的常用知识和技能外，还应树立预防为主的思想，掌握医学统计学、流行病学、环境卫生科学、社会和行为科学以及卫生管理学的理论和方法，在了解疾病发生发展规律的基础上，学会如何分析健康和疾病问题在人群的分布情况，探讨物质社会环境和人的行为及生物遗传因素对人群健康和疾病作用的规律，找出影响人群健康的主要致病因素，以制订防治对策，并通过临床预防服务和社区预防服务，达到促进个体和群体健康、预防疾病、防治伤残和早逝的目的。

预防医学的研究对象包括个体及确定的群体，主要着眼于健康和无症状的个体和群体。

（二）健康决定因素

要保护健康和预防疾病，首先要知道决定健康的因素是什么。预防医学把决定个体和人群健康状态的因素称为健康决定因素，即我们常说的影响健康的因素。随着医学模式的转变，我们对决定健康的因素了解得越来越深入，健康决定因素主要包括社会经济环境、物质环境、个人因素和卫生服务。

1. 社会经济环境

（1）社会制度与政策

社会制度是一定历史条件下形成的社会关系和社会活动的规范体系；社会政策是社会公共权威在一定的历史时期为达到一定目标而制定的行动方案和行为依据，也是一定社会生活的行为准则和行为依据。社会制度与政策可通过不同的分配和福利制度、经济的发展模式、对卫生资源配置的影响等途径来影响人们的健康。

（2）个人收入和社会地位

个人收入和社会地位是重要的健康影响因素，健康状态的每一步改进都与经济收入和社会地位（的提高）有关。另外，在一个合理繁荣和社会福利公平的社会中，人们会享受到更高的健康水平。

（3）文化背景和社会支持网络

文化包括人们的信仰、价值观、行为规范、历史传统、风俗习惯、生活方式、地方语言和特定表象等，它通过潜移默化的作用影响着人们的健康。社会支持网络是一个人在社会中所形成的人际关系。良好的健康状态与家庭、朋友和社会的支持密不可分。

（4）教育

健康状况与文化程度有着密切关系。文化程度的提升有助于增加就业的机会，有助于提高收入，有助于提高人们控制生活条件和自我保健的能力。

（5）就业和工作条件

拥有控制工作的条件和较少因担心失去工作而紧张的人们，会有更健康的身体。

2. 物质环境

影响健康的物质环境因素，按照物质的性质可划分为：

（1）生物因素

生物因素指外界环境中的各种生物因子，包括寄生虫、支原体、真菌、细菌、病毒等。

（2）化学因素

化学因素指生活和工作环境中的各种有机和无机化学物，如农药、苯、铅、汞、二氧化硅粉尘、二氧化硫等。

（3）物理因素

物理因素指气温、气湿、气流、气压等气象条件，噪声和振动，以及电磁辐射和电离辐射等。

（4）建筑环境

建筑环境指住房、工作场所的安全，社区和道路的设计，绿化等，建筑环境一般通过影响人的行为来影响健康。

3. 个人因素

（1）健康的婴幼儿发育状态

良好而健康的人生早期阶段（围生期和婴幼儿期），应具备良好的身体素质、幸福的家庭生活、良好的生活习惯和处理问题的能力，这些是将来健康生活的基础。如低出生体重儿除了因免疫力低，在出生后比正常体重儿易患各种传染病外，将来患慢性病（如糖尿病）的概率也比较高；生活在充满家庭暴力的环境中或父母有不良生活习惯的儿童，容易染上不良的生活习惯。

（2）个人的卫生习惯

如吸烟、饮酒、滥用药物、不健康的饮食习惯、缺少运动等不良的生活方式，是当今人类健康的重要威胁。

（3）个人的能力和技能

人们具有的健康生活的知识、态度和行为，具有的处理这些问题的技能，以及支持人们做出健康选择的社会支持环境，是影响健康的关键因素。

（4）人体生物学特征和遗传因素

人体的基本生物学特征是健康的基本决定因素，而遗传因素也会影响每个个体的健康和疾病状况。

4. 卫生服务

卫生服务尤其是维持和促进健康、预防疾病和损伤、健全的卫生机构，完备和有质量保证的服务网络，一定的经济投入，公平合理的卫生资源配置，以及保证服务的可及性，对人群健康有着重要的促进作用。

（三）三级预防策略

上述的各种健康决定因素，有些可导致短期急性的健康问题，如传染病、急性中毒等；而更多的因素，是由于长期累积接触作用后，才导致疾病和最后功能的损害。宏观的社会和物质环境、父母的基因、母亲怀孕期以及婴幼儿时期的营养状况、家庭环境和社会关系、个人的生活习惯和成年期的工作环境等，对个体的生理功能和精神心理等健康状况都有着长期的影响。这些致病因素长期作用于人体，使重要组织和细胞发生病理改变，这种改变在致病因素的持续作用下多因相连、多因协同或因因相连，使致病效应累积并超过机体的再生或修复能力，最终从代偿发展为失代偿，造成重要器官功能失调，从而产生病理或临床症状，甚至死亡。我们将疾病从发生到结局（死亡或痊愈等）的全过程称为疾病自然史，其中包括几个明确的阶段：病理发生期；症状发生前期，即从疾病发生到出现最初症状或体征；临床期，即机体出现形态或功能上的明显异常，产生典型的临床表现；结局，即疾病发展至缓解、痊愈、伤残或死亡。早期诊断、干预和治疗可以改变疾病的自然史。个体从健康到疾病再到健康（或死亡）是一个连续的过程，我们称其为健康疾病连续带。对于个体来说是这样，对于群体来说，一个群体从健康高分布（健康问题低分布）到健康低分布（健康问题高分布）再到健康高分布（健康问题低分布），也是一个连续的过程，如传染病在某人群中的流行过程。这就是我们常说的疾病分布或健康问题分布的连续性。

基于疾病自然史的几个阶段以及健康疾病连续带的理论，危险因素作用于机体到疾病临床症状的出现，有一个时间过程。人体健康问题的出现，是一个从接触健康危险因素，机体内病理变化从小到大，最后导致临床疾病发生和发展的过程。根据疾病发生发展过程以及健康决定因素的特点，可以把预防策略按等级分类，称为三级预防策略。

1. 一级预防

一级预防又称病因预防。在第一级预防中，如果个体在接触危险因素之前就采取预防性措施，则称为根本性预防。

一级预防包括针对健康个体的措施和针对公众的社会措施。针对健康个体的措施包括：①个人的健康教育，注意合理营养和体育锻炼，培养良好的行为与生活方式；②有组织地进行预防接种，提高人群免疫水平，预防疾病；③做好婚前检查和禁止近亲结婚，预防遗传性疾病；④做好妊娠和儿童期的卫生保健；⑤某些疾病的高危个体服用药物来预防疾病的发生，即化学预防。针对公众健康所采取的社会和环境措施包括：①制定和执行各种与健康有关的法律及规章制度，实行有益于健康的公共政策；②利用各种媒体开展公共健康教育，防止致病因素危害公众的健康，提高公众健康意识和自控能力；③提供清洁、安全的饮用水，采取针对大气、水源、土壤的环境保护措施，保障食品安全；④修建公众体育场所；⑤公共场所禁止吸烟等。

2. 二级预防

二级预防是指在疾病的临床前期做好早期发现、早期诊断、早期治疗的"三早"预防工作，以控制疾病的发展和恶化。可通过普查、筛检、定期健康检查、高危人群重点项目检查及设立专科门诊等做到早期发现疾病。做到"三早"的主要办法是加强宣传、提高医务人员诊断水平和建立社会性的高度灵敏而可靠的疾病监测系统。对于某些有可能逆转、停止或延缓发展的疾病，早期检测和预防性体格检查更为重要。对于传染病，除了要做到"三早"，还需要做到疫情早报告及患者早隔离，即"五早"。

3. 三级预防

三级预防是对已患某些疾病的个体或群体，采取及时的、有效的治疗措施，防止病情恶化，预防并发症和伤残；对已丧失劳动力或残疾者，主要促使其功能恢复、心理康复，通过进行家庭护理指导，使患者尽量恢复生活和劳动能力，能参加社会活动并延长寿命。

对不同类型的疾病，有不同的三级预防策略。但任何疾病，不论其致病因素是否明确，都应强调一级预防。有些疾病，病因明确而且是人为造成的，如职业因素所致疾病、医源性疾病等，采取一级预防较易见效。而有些疾病的病因是由多因素造成的，则要按其特点，通过筛检、及早诊断和治疗使其预后良好，如心脑血管疾病、代谢性疾病。对待这些疾病，除针对其危险因素，致力于一级预防外，还应兼顾二级和三级预防。对那些病因和危险因素都不明确，又难以觉察预料的疾病，只有施行三级预防这一途径来应对。

对许多传染病来讲，针对个体的预防同时也是针对公众的群体预防。如个体的免疫接种覆盖率达到一定的比例后，就可以保护整个人群。而传染病的早发现、早隔离和早治疗，阻止其向人群的传播，也是群体预防的重要措施。有些危险因素的控制既可施行一级预防，也可施行二级预防、三级预防。如对高血压的控制，就高血压本身来讲，可施行三级预防，但对脑卒中和冠心病来讲，可施行一级预防。

对于许多慢性病来讲，危险因素能产生影响往往是长期累积的结果。健康全生命周期管理就是基于上述的理论，来研究孕期、婴幼儿期、青少年期以及成年期接触的各种因素对健康的长期影响。健康全生命周期管理对人群健康的实践意义表现在：采取预防措施越早，其保护和促进人群的健康效益就越大。我们可以把人生划分为几个明确的阶段（围生和婴幼儿期、青少年期、成年工作期和晚年期），再针对不同年龄组的人群，在不同的场所（家庭、学校、工作地点、社区）实施连续性预防服务措施，积极、有针对性地开展预防，就可以有效地避免有害因素对健康的危害，充分发挥生命潜能，保护劳动力，延长寿命和改善生活质量；并且也能保证人生的各个阶段都能有效地获得有针对性的卫生服务，同时避免造成不必要的重复或遗漏，达到高效、节省地促进人群健康的目的。因此，健康全生命周期管理被认为是保证整个人群健康，促进健康老龄化的最佳途径。

三级预防措施的落实，可根据干预对象是群体还是个体，分为社区预防服务和临床预防服务。社区预防服务是以社区为范围，以群体为对象开展的预防工作；临床预防服务是在临床场所，以个体为对象实施个体的预防干预措施。社区预防服务的实施主体是公共卫生人员，而临床预防服务的实施主体则是临床医务人员。

三、康复医学

（一）康复医学的概念和服务对象

康复医学是一门具有独立的理论基础、功能评定方法、治疗技能和规范的医学应用学科，旨在预防和改善服务对象的功能障碍，提高生活质量，帮助其回归家庭和社会。康复医学的服务对象包括：

1. 残疾人

据世界卫生组织统计，目前残疾人占世界总人口的15%左右。中国2006年第二次全国残疾人抽样调查统计结果显示，我国残疾人占全国总人口的比例为6.34%，总数达8296万。据中国残疾人联合会推算，2010年末，全国残疾人数量为8502万，涉及2.6亿家庭人口，其中60%的残疾人有康复需求，总量超过5000万。其中，重度残疾2518万人，中度和轻度残疾5984万人。由此可见，存在康复需求的残疾人基数巨大。

2. 老年人

随着个体的不断衰老，老年人有不同程度的退行性改变，产生许多功能障碍，从而产生康复需求。

3. 慢性病患者

患有内脏疾病、神经系统疾病或运动系统疾病等慢性病患者，会由于疾病而减少身体活动，并因此产生继发性的功能衰退。对于这类患者而言，除进行临床治疗外，还需进行积极的康复治疗，有助于改善躯体和心理功能，减轻残疾程度，提高生活的独立性。

4. 疾病和损伤的急性期和恢复早期患者

对于许多疾病和损伤而言，处于急性期或恢复早期的患者需开展早期康复治疗。早期康复治疗不仅可以促进疾病的临床治愈、预防并发症，还能为疾病的后期功能康复创造条件。如针对脑卒中、脑外伤、脊髓损伤、老年性认知功能损害等神经系统疾病患者进行的康复；对手外伤、骨关节病、骨折等骨关节疾病患者进行的康复；对冠心病、高血压等内脏疾病患者进行的康复；对小儿脑瘫、孤独症等儿童疾病患者进行的康复等。这类人群已逐渐成为康复医学最主要的治疗对象。

5. 亚健康人群

对亚健康人群进行康复治疗有助于其恢复健康，提高该人群生活质量。

（二）康复医学的基本内容

康复医学的基本内容包括康复预防、康复功能评定和康复治疗三部分。

1. 康复预防

康复医学的首要任务是预防残疾的发生，保护患者的身体功能和各种能力。残疾预防是指在了解致残原因的基础上，积极采取各种有效的措施、途径，防止、控制或延缓残疾的发生。康复医学人员配合其他学科的工作人员进行残疾流行病学的研究，对残疾的原因、发生率、种类，残疾者的年龄、性别、职业、地区的分布等进行统计分析，从而提出预防计划，从医疗卫生、安全防护、社会管理、宣传教育等方面提出综合性预防措施。残疾预防分为三级，即在三个不同层次上来预防伤残或功能障碍的发生。

2. 康复功能评定

康复功能评定是康复医学领域内一门对功能障碍进行评定的专门诊断技术，是指在临床检查的基础上，对病、伤、残者的功能状况及其水平进行客观、定性和（或）定量的描述，并对结果做出合理解释的过程。康复功能评定的目的是判断患者功能障碍的性质、部位、范围、程度，制定相应的康复目标；确定患者尚存的代偿能力情况；找出功能障碍的发展、转归和预后；制定可行的康复治疗措施；决定康复治疗后患者回归及去向的过程；根据治疗前后的差异评定结果，判定疗效等。

开展康复功能评定可帮助医生确定患者功能障碍的部位和性质、障碍的程度，判断患者代偿能力，确定患者康复治疗目标、康复治疗方案及具体的治疗措施；可以根据评定结果预测患者康复疗效，随时调整对患者的治疗计划，变更治疗措施，以获得更好的康复治疗效果。同时，还可以判断在康复治疗结束后患者的去向等。康复功能评定的内容包括：

（1）躯体功能评定

躯体功能评定包括肌力评定、关节活动度评定、痉挛的评定、感觉疼痛评定、协调与平衡功能评定、日常生活活动能力评定、步态分析、神经电生理评定、心肺功能评定、泌尿和性功能评定等。

（2）精神功能评定

精神功能评定包括认知功能评定、情绪评定、失用症和失认症的评定、智力测定、性格评定等。

（3）言语功能评定

言语功能评定包括失语症评定、构音障碍评定、语言错乱评定、言语发育迟缓评定等。

（4）社会功能评定

社会功能评定包括社会生活能力评定、生活质量评定、就业能力评定等。

3. 康复治疗

康复治疗是为帮助患者获得知识和技能，最大限度获得躯体、精神和社会功能的一个主动的、动态的过程。康复治疗可最大限度地增加患者的运动功能，将残疾和残障的影响降低到最低程度，从而增强活动能力和参与能力。康复治疗的作用包括：

（1）预防或矫正继发性功能障碍。

对瘫痪肢体进行关节的被动活动，可预防关节周围肌肉的挛缩；针对肌肉痉挛所导致的肌肉的挛缩可进行持续牵伸可对抗挛缩造成的肢体畸形；对膀胱进行细致的护理可预防膀胱结石的形成。

（2）强化肢体的代偿功能。

利用渐进抗阻训练强化截瘫患者双上肢的肌力，以便患者进行功能转移时，能起到代偿功能的作用；利用渐进抗阻训练强化偏瘫患者健侧肢体的肌力，以代偿患者在日常生活中的稳定性；利用唇读或语读（即用眼观察说话者的口型变化猜测说话内容）的方式与严重失聪患者进行语言交流。

（3）利用代偿方法提高疾患系统的功能。

利用治疗性的运动方式提高急性心肌梗死恢复期患者的心脏功能；利用助听器补偿部分听力丧失；对力量减弱的肌肉给予渐进抗阻运动训练以提高其肌力。

（4）利用矫形器具或适应性器械装置增进功能。

利用电子喉代偿喉切除术后患者的发声；利用手杖、腋杖和矫形支具辅助患者步行；利用轮椅帮助行走障碍患者进行日常功能活动；利用假肢使下肢截肢者能进行步行，上肢截肢者能进行上肢的功能活动。

（5）调整患者生活和工作环境。

调整患者生活和工作环境，使患者充分发挥残存功能，适应残疾状态。将不能上下楼梯的患者移居到楼房的底层以便出行；加宽房间、浴室内过道，以便轮椅通过；对站立和步行功能障碍患者，建议改成坐位职业；训练家庭成员帮助患者培养适应性行为以避免出现病态行为。

（6）应用心理疗法改善患者行为表现以提高患者的学习效果。

利用手势或示范的方法指导具有言语沟通障碍患者；利用松弛疗法结合深呼吸、轻松的社交活动结合游戏等方法缓解患者的紧张情绪；利用小组集体活动的形式，促进具有相同残疾性质和程度的患者进行心理、社会能力的恢复；利用反复学习结合口头教导的方法帮助记忆力较差的患者掌握新的活动技巧。

四、中医"治未病"理论和健康管理

我国中医药健康管理是将西方健康管理理念与我国传统医学相结合而建立的有中国特色的健康管理模式。中医药健康管理不同于以往的西医体检，它不局限于生化指标、病理标本的收集，更多的是从整体出发，将人作为一个整体看待，以"整体观念""辨证论治"等思想为指导，结合现代健康管理学的理论方法，是集健康体检、体质辨识、经络调理、危险因素控制、健康教育、生活方式干预及效果评价于一体的新型健康管理模式。

（一）中医"治未病"理论

"治未病"思想秉持着未雨绸缪、防微杜渐的预防理念一直影响着医学和健康事业的发展，是中医学重要的理论基础。中医一贯主张"预防为主，防重于治"。治未病是中医防治疾病的理论核心，其内涵的实质是采取有效的措施，预防疾病的发生与发展，避免和减轻疾病对人类的危害，进而促进人类的健康和提高人类的生活质量，促使整个医学体系和医疗工作由"治病医学"向"健康医学"转变。

1. 未病先防

未病先防指发病之前先要预防，主要针对的是健康时的病态和亚健康状态。由于影响健康的因素是多种多样的，所以，预防也必须从多方面入手，不仅包括对各种疾病的预防，还包括对环境卫生、食品药品、工业生产等方面的监督；同时还要注重心理情绪的调整、思想品德的培养和生活质量的改善等。

2. 已病早治

已病早治指有病早发现、早治疗，以防病情加重，主要针对的是患病早期状态，例如根据中医"治未病"的理论对无症状的糖调节受损人群进行中医药干预治疗，可达到较好的干预效果。

3. 既病防变

既病防变是已"发病"临床治疗的重要指导思想。既病防变就是要求以整体观念为理论依据，掌握疾病的传变规律，采取积极有效的治疗措施逆转疾病，截断病势，防止疾病由浅入深、由一个部位向另一个部位传变。

4. 愈后防复

愈后防复即在病情稳定或病愈之后，要注意预防疾病复发及可能造成的后遗症。疾病初愈，机体功能尚未稳定巩固，此时若不注意调摄，极易病复。

5. 择时防发（作）

择时防发（作）是对于那些有明显季节性、昼时性、周期性等时间性发作的疾病以及宿疾的发作，采取先期择时治疗的方法，以达到控制发病或宿疾发作的目的。

（二）中医健康管理

1. 中医健康管理概述

"治未病"与健康管理主张的"未病先防"异曲同工，将中医"治未病"和"未病先防"理念应用于现代健康管理服务中，建立特色的健康管理体系，从而为维护健康、规避健康风险、降低医疗成本提供了有效途径。

对于健康人群，即"未病"之人，可采用中医的"预防"思想，为其提供中医养生保健知识，帮助其自主改善生活方式，形成健康行为的自觉性，达到固本培元的目的；对于亚健康人群、康复人群及高危人群，即"欲病"之人，可采用中医防治、防病的思想，为其提供健康咨询和健康干预，如采用运动养生法，帮助其改善体质，达到"未病先防"、降低医疗成本的目的；而对于已经患有某种疾病的个体和人群，即"已病"之人，可对其进行体质判定和健康风险评估，建立健康档案并协助患者就医。

望、闻、问、切是中医收集个体、群体健康信息的主要方式。中医理论和方法对亚健康状态的调治符合健康管理的要求。可以依据中医体质辨识（见表1-2）为个人健康管理提供重要依据，再结合中医四诊综合辨识法、亚健康症候测试量表等量表，丰富中医对人体健康信息的收集和评估方法，为系统构建中医健康管理体系创造条件。

表1-2 中医体质辨识

	特 征	发 病 倾 向
平和质	阴阳气血调和、体态适中、面色红润、精力充沛	较少患病
气虚质	元气不足，疲乏、气短、自汗	感冒、内脏下垂，病后康复缓慢
阳虚质	阳气不足，畏寒怕冷、手足不温、精神不振	痰饮、肿胀、泄泻，感邪易从寒化
阴虚质	阴液亏少，口燥咽干、手足心热	虚劳、失精、不寐，感邪易从热化
痰湿质	痰湿凝聚，形体肥胖、腹部肥满、口黏苔腻	消渴、中风、胸痹
湿热质	湿热内蕴，面垢油光、口苦、苔黄腻	疮疖、黄疸、热淋
血瘀质	血行不畅，肤色晦黯、舌质紫黯	癥瘕及痛证、血证
气郁质	气机郁滞，神情抑郁、忧虑脆弱	脏躁、梅核气、百合病及郁证
特禀质	先天失常，生理缺陷、过敏等	随禀赋不同情况各异

将中医的理念和特色完美融合到现代健康管理系统中，还需要从有效准确的中医体质辨识和四诊合参的脏腑健康状态辨识出发，再扩展到个体化的养生调理方案的制定，包括食疗、经络、药膳、膏方、草本、香疗、情志等生活各方位的调理养护，同时还要支持动态随访和个体化健康咨询按需推送与查询。

2. 信息化提供的中医健康管理方案

在传统医学中，四诊均由医师进行，随着中医四诊仪的研发，望、闻、问、切现在也可以通过设备快捷进行，但目前设备的精确度还在不断改进中。通过便于穿戴的监测设备，实时、实地收集个人健康信息，将获取的个人信息数据通过移动通信设备、互联网平台等形式进行汇总与传输，建立系统的电子病历、健康档案及数据，完善中医健康管理数据中心，便于准确地分析、评估个体健康状态，满足不同年龄、领域人群对健康的需求。通过对多份个体、群体数据的分析、对比，明确个体处于已病态、欲病态或是未病态，分析出影响个人健康的危险因素，给予警示；对患者倾向及病情发展进行预测，并形成健康状态报告。总体来讲，信息化为中医健康管理提供的方案包括：

（1）建立个体中医健康档案

通过终端的中医健康云管理系统，完成基本用户信息录入以及体质辨识问卷及舌脉诊信息采集，存储并上传至各健康管理机构专属的云端服务器。

（2）个体中医体质辨识和个体脏腑健康状态辨识

云端服务器接收到终端传输来的体质辨识问卷及各项相关数据，四诊合参，自动辨识出检测用户的中医体质类型，同时以柱状图示和具体数据来呈现辨识结果。

云端服务器接收到终端传输来的舌像等检测相关数据，自动生成该检测用户的脏腑健康状态报告，包括舌（脉）的单诊分析、脉象亚健康分析、综合体质辨识、脏腑辨证分析以及健康状态的各种量化评估和图示分析等。

（3）中医养生方案和干预方案

针对各个用户健康辨识的结果，云端服务器自动从数据库海量养生方案方阵中提取出相应的养生方案，这个方案主要针对用户体质的偏颇状进行调节，并根据四季的变换提供适合当季的调养方式，从而改善健康状况。

中医健康云端服务器在根据健康状态辨识报告给出养生方案报告的同时，还可以生成针对一些常见的亚健康症状（如便秘、失眠、耳鸣、健忘、尿频、咳喘、脾胃不适、腰膝疼痛不适、免疫力下降等）的，以经络调理为主的，如艾灸、拔罐、刮痧、耳穴、穴位敷贴等无创伤的方法。

（4）个体化体质中医健康管理服务包

个体化养生方案和干预方案分别以体质调养管理包和慢病经络调理管理包的形式出现，健康管理师可从自动生成的众多养生调理方案里选取适合用户的方案，并可根据用户健康状态自行拟定其他中医方案，生成健康管理师指导建议，可提供如膏方、药膳、中医本草或者健康管理机构自有的一些特色中医疗法。

（三）中医在老年健康管理中的运用

随着年龄的增长，老年人机体功能逐渐衰退，气血失衡，津液代谢和情志活动产生变化，容易引发各种各样的疾病。老年人也是高血压、糖尿病、冠心病等慢性病的高发人群。由于我国人口老龄化的国情，老年人的健康关系到国民经济的发展，加强对老年人的健康管理是经济和社会发展的共同要求。老年人中医药健康管理是中医药健康管理的内容之一，通过对老年人的生活方式和健康状况进行监测、分析、评估，来实施健康干预。老年人常见的中医健康干预方法包括：

（1）情志调摄

老年人容易处于紧张、焦虑、抑郁的情绪下，可能引发自主神经功能紊乱、内分泌失调，诱发疾病。因此，保持平和乐观的心态非常重要，可以利用打太极、听音乐、阅读等情志转移方法愉悦心情。

（2）饮食调养

老年人一般脾胃功能较差，消化功能较弱，中医药养生非常重视固护脾胃，因此老年人的饮食应以营养均衡、清淡、熟软为主，根据自身的体质合理饮食，早餐吃好，午餐吃饱，晚餐吃少。

（3）起居调养

老年人应该起居规律、睡眠充足、劳逸结合。顺应四季变化调节机体，增减衣物。老年人的居室宜安静、清洁、通风、日照充足、温度湿度适宜。保持良好的个人卫生习惯，睡前可用热水泡脚。

（4）运动保健

生命在于适度的运动，老年人进行适量的体育锻炼可以通气血、强脾胃、调节情志。老年人运动要舒缓柔和，不宜强度过大，太极、散步、游泳、乒乓球都是适合老年人的体育活动。

（5）穴位保健

穴位保健是中医药养生一大特色，经常进行穴位按摩可以促进老年人身体健康。

本章小结

健康管理是随着医学模式不断发展变化产生的学科。健康管理以现代健康理念，即以生物、心理及社会适应能力为基础，在现代医学模式及中医思想指导下，应用包括现代医学和管理学等多学科知识，对个体或群体的健康进行监测、分析、评估，对健康危险因素进行干预、管理，提供连续服务，以达到以最小的成本预防与控制疾病，提高人群生命质量的目的。

开展健康管理包括三个基本步骤：了解和掌握个体健康，开展健康状况检查和基本信息收集；关心和评价个体健康，开展健康风险评估和健康评价；改善和促进个体健康，开展健康危险干预和健康促进。针对老年人，还应当建立发生意外时的紧急救助机制。

健康管理与其他医学学科既相互关联，又有很多差别。临床医学是研究疾病的病因、诊断、治疗和预后，提高临床治疗水平，促进人体健康的科学；预防医学则是以"环境－人群－健康"为模式，以人群为研究对象，以预防为主导思想，运用现代医学知识和方法研究环境对健康影响的规律，制定预防人类疾病发生的措施，实现促进健康、预防伤残和早逝的学科。治未病的思想和具体方法，是中医健康文化的核心理念，中医"治未病"理论是中国特色的健康管理不可或缺的一部分。

老年人因其自身身体机能衰退，活动能力、生理代偿能力逐渐减弱，合并多种慢性病；同时，我国老龄化趋势越来越明显，社会保障机制还不够健全，因此，开展老年健康管理具有重要的现实意义。

实训指导

在实训教师的指导下，在实验室内模拟健康管理的基本步骤及常用服务流程。

思考与练习

1. 健康管理的三个步骤和常用服务流程是什么？

2. 老年健康管理的基本步骤是什么？

3. 健康管理与临床医学、预防医学的关系如何？

第二章　健康管理的主要目标和工作方法

👆 **学习目标**

掌握　健康管理的主要目标；健康信息的来源；健康风险评估技术及表示方法；养老场所与居家健康教育计划的制订与实施；老年病与慢性病人群健康风险干预。

熟悉　我国慢性病的主要健康风险因素；个性化健康咨询。

了解　我国居民的疾病谱；健康教育计划的设计、实施与评价。

章前案例

　　张某，男，60岁，汉族，退休前为教师，身高175cm，体重98kg，血压145/88mmHg，饮食偏咸，有15年饮酒史，有36年烟龄，很少参加体育运动。父亲因冠心病去世，母亲健在，患高血压病。近年老张听说了健康管理这个概念，也希望能定制一套个性化健康管理方案。在健康管理中心，工作人员根据老张的基本信息，采用个人健康调查表、生活方式问卷调查表对老张进行了问询，同时对老张进行了健康体检，重点收集了如下信息：高血压发病开始年龄，服药情况，血压是否控制在正常水平；血脂检查结果（包括胆固醇、低密度脂蛋白胆固醇、高密度脂蛋白胆固醇），饮食习惯，家族史，吸烟年限，运动情况，每天吸烟量等。

　　根据收集的信息，工作人员认为威胁老张身体健康的主要危险因素包括：肥胖（BMI=32），血压145/88mmHg，饮食偏咸，饮酒，吸烟，很少参加体育运动，父亲曾患冠心病，母亲患高血压病。既有先天的遗传因素，又有后天不良的生活方式，这些都与慢性病发生有关。

　　根据老张现有资料和补充材料，考虑其患冠心病或高血压的可能性较大，因此，工作人员为老张做了如下健康干预方案：①限制钠盐摄入量。②合理膳食。③适度运动。④减轻体重。⑤控制血压。整体的实施计划包括：①戒烟戒酒；②合理饮食，以低盐饮食为主，多吃蔬菜、水果、粗杂粮等食物，少吃胆固醇和脂肪含量高的食品，如肥肉、猪油、黄油、动物内脏、奶油、油炸食品和鸡蛋。③积极参加体育锻炼。平均每周至少活动3次，每次至少持续20分钟，养成习惯，活动种类包括跑步、散步、气功、太极拳（剑）等。④减肥。确定减重目标和计划，将BMI控制在25以下。⑤重点控制血压。按时服药，定期检查，每周测量血压一次，并做好记录。

第一节　健康管理的主要目标

健康管理自 20 世纪 80 年代从美国兴起以来已发展了近四十年，但到目前为止，健康管理尚未形成完整的学科体系。因此，在健康管理领域，国内外研究的具体层次、重点也往往有所区别，而随之设立的健康管理的主要目标也不尽相同。

一、健康管理不同层次的目标

（一）宏观健康管理

宏观健康管理主要研究国家政府和社会层面的健康管理和促进问题，包括国家健康立法，公共健康促进与健康管理政策及策略，公共和公益性健康管理与卫生服务机构，机制与模式以及相关法律法规、规范的制定等。

对于研究范围来说，健康管理的宏观目标主要是在国家和政府的主导下，针对国民的健康需求，计划、组织、协调、控制好个体、群体与整个社会层面的健康资源配置与制度安排，优化资源利用，引导健康产业发展，达到全民健康效益的最大化。

（二）微观健康管理

微观健康管理的研究对象则是个体、群体（包括家庭）的健康促进与健康维护、改善问题，主要包含健康生活方式的管理，健康素质与能力的管理，营养、运动与健康管理，整体生理、心理与社会适应性的健康管理等。因此，健康管理的微观目标是提高个体、群体的健康意识，促进其学习掌握健康管理知识技能，来降低疾病危险因素，避免或延缓疾病的发生、发展，以提升健康水平，最终提高生活质量，达到身心双重健康的生活状态。

二、国内外健康管理的目标

（一）国外健康管理目标

作为健康管理的发源地，美国政府始终将"健康管理""健康促进"置于重要的国家战略位置，将其认定为"关系国家政治、经济和社会稳定的纽带"，并制订了国家健康管理计划——"健康公民"计划。"健康公民"计划项目由美国卫生和公众服务部牵头，与地方政府、社区和民间专业组织合作，每 10 年计划、执行、评价一次，旨在不断提升全民健康水平。"健康公民 2010"计划包括两个主要目标、28 个重点领域和 467 项健康指标，其中两个主要目标是：①提高健康生活质量，延长健康寿命；②消除健康差距。在 467 项健康指标中，有 10 项为衡量健康的重点指标：①运动；②超重及肥胖；③烟草的使用；④药物滥用；⑤负责任的性行为；⑥精神健康；⑦伤害与暴力；⑧计划免疫；⑨环境质量；⑩医疗保健覆盖率。目前，美国的"健康公民"计划已进入第二个 10 年，即"健康公民 2020"。

同时在公共卫生领域，世界卫生组织也提出了"21 世纪人人享有卫生保健"的全球卫生战略，新战略的三个总目标包括：①使全体人民增加预期寿命和提高生活质量；②在国家间和内部促进卫生公平；③使全体人民获得可持续的卫生服务。

（二）国内健康管理目标

国内的卫生事业在发展的不同阶段面临的主要挑战不尽相同，故着重点也不同。2007 年，中央提出的"健康中国 2020"战略以提高人民群众健康水平为目标，强调"全民健康"三步走，努力促进公共服务均等化，建立健全健康评价体系。"全民健康"三步走战略是指：到 2010 年，初步建立覆盖城乡居民的基本卫生保健制度框架，使我国进入实施全民基本卫生保健的国家行列；到 2015 年，使我国医疗卫生服务和保健水平进入发展中国家的前列；到 2020 年，保持我国在发展中国家前列的地位，东部地区的城乡和中西部的部分城乡接近或达到中等发达国家的水平。

2009 年，国内开始启动实施国家基本公共卫生服务项目，出台的《国家基本公共卫生服务规范》首次明确了公共卫生服务领域的服务规范；2013 年，在《国务院关于促进健康服务业发展的若干意见》（国发〔2013〕40 号）中，首次明确提出加快健康服务业发展，把提升全民健康素质和水平作为健康服务业发展的根本出发点和落脚点。其发展目标是到 2020 年，基本建立覆盖全生命周期、内涵丰富、结构合理的健康服务业体系；健康管理与健康促进服务水平明显提高；中医医疗保健、健康养老、健康体检等多样化健康服务得到较大发展。

2016 年，中共中央、国务院印发了《"健康中国 2030"规划纲要》，成为我国之后 15 年推进健康中国建设的行动纲领。在这份行动纲领中，"共建共享、全民健康"是建设健康中国的战略主题。核心是以人民健康为中心，坚持以基层为重点，以改革创新为动力，预防为主，中西医并重，把健康融入所有政策，人民共建共享的卫生与健康工作方针，针对生活行为方式、生产生活环境以及医疗卫生服务等健康影响因素，坚持政府主导与调动社会、个人的积极性相结合，推动人人参与、人人尽力、人人享有，落实预防为主，推行健康生活方式，减少疾病发生，强化早诊断、早治疗、早康复，实现全民健康。通过"健康中国 2030"战略实施，将具体实现以下目标：①人民健康水平持续提升。人民身体素质明显增强，2030 年人均预期寿命达到 79 岁，人均健康预期寿命显著提高。②主要健康危险因素得到有效控制。全民健康素养大幅提高，健康生活方式得到全面普及，有利于健康的生产生活环境基本形成，食品药品安全得到有效保障，消除一批重大疾病危害。③健康服务能力大幅提升。优质高效的整合型医疗卫生服务体系和完善的全民健身公共服务体系全面建立，健康保障体系进一步完善，健康科技创新整体实力位居世界前列，健康服务质量和水平明显提高。④健康产业规模显著扩大。建立起体系完整、结构优化的健康产业体系，形成一批具有较强创新能力和国际竞争力的大型企业，成为国民经济支柱性产业。⑤促进健康的制度体系更加完善。有利于健康的政策法律法规体系进一步健全，健康领域治理体系和治理能力基本实现现代化。

随着我国健康管理的不断发展，国家逐渐把卫生工作的总体方向从注重疾病诊治转向对生命全过程的健康监测、疾病预防与控制。

而新的医药卫生体制改革下，我国健康管理的目标基本围绕政府全面建成小康社会的总体要求开展，要求创立现代健康管理创新体系，创新服务模式与技术手段，在使慢性非传染性疾病得到有效控制的同时，大幅度提高国民健康素质与健康人口构成比例，提高国民预期平均寿命和健康寿命，提高国民生活质量，改善生活状态。

第二节　健康危险因素

健康危险因素是实施准确风险评估的重要依据，也称健康相关危险，是指那些能使疾病、死亡等概率性或危险性增加的因素，如个人特征、环境因素、生理参数、疾病或亚临床疾病状态等。其中，个人特征包括个人不良行为（如吸烟、饮酒、吸毒、缺乏运动与锻炼、不合理膳食、破坏生物节律、家族遗传史、职业习惯影响等）；环境因素包括暴露或处于不良的生产生活环境与工作场所等；生理参数包括专业实验室的健康检查指标与结果的异常、紊乱等（如血压血脂异常、体型肥胖等）。

一、我国居民的疾病谱

疾病谱是指疾病在不同人群、不同时期的发病率与死亡率。疾病谱并非一成不变，而是随着人口结构、生活方式、生存环境及医疗技术的变化而不断变化。认识居民的疾病谱，对于宏观开展基本防治工作和健康管理具有重要意义。从我国近些年卫生服务调查的结果看，疾病谱的变化非常明显：传染病、寄生虫病、呼吸系统疾病、急性胃炎等感染性疾病的患病率大幅下降，而恶性肿瘤、糖尿病、精神病、心脏病、高血压、脑血管疾病等疾病的患病率急速上升。根据国家统计局公布的数据，我国居民不同时期两周患病率变化情况见表2-1。

表 2-1   我国居民不同时期两周患病率变化情况   (‰)

基 本 种 类	1993年	1998年	2003年	2008年	2013年
传染病	5.4	3.5	2.5	2.1	1.0
寄生虫病	0.3	0.2	0.1	0.1	0.1
恶性肿瘤	0.5	0.6	0.9	1.4	1.7
良性肿瘤	0.4	0.4	0.4	0.8	0.5
内分泌、营养和代谢疾病	1.3	2.1	3.1	7.4	28.4
其中：糖尿病	0.8	1.3	2.2	6.0	26.5
血液、造血器官疾病	1.6	1.4	1.3	1.4	0.8
精神病	0.7	0.8	0.8	1.3	1.5
神经系统疾病	3.4	3.2	3.5	3.4	2.7
眼及附器疾病	1.8	2.5	1.6	1.6	1.3
耳和乳突疾病	0.7	0.6	2.5	0.5	0.4
循环系统疾病	11.1	17.1	24.4	50.3	116.8
其中：心脏病	4.7	6.3	7.2	10.7	10.2
高血压	3.9	6.6	11.9	31.4	98.9
脑血管病	1.5	2.7	3.7	5.8	6.1
呼吸系统疾病	64.9	69.4	52.6	47.8	41.3
其中：急上呼感染	56.1	61.8	44.1	38	34.4
肺炎	1.5	1.0	0.9	1.1	0.6
老慢支	4.3	3.7	3.8	4.1	2.7
消化系统疾病	23.3	22.6	21.1	26.4	15.0
其中：急性胃炎	11.7	11.5	10.5	13.6	7.5
肝硬化	0.7	0.6	0.4	0.6	0.4
胆囊疾病	1.9	2.1	2.5	2.8	1.6
泌尿生殖系统疾病	4.4	4.2	5.2	6.6	5.2
妊娠、分娩及产褥期并发症	0.2	0.2	0.1	0.1	0.1
皮肤皮下组织疾病	3.6	2.9	1.9	3.0	2.1
肌肉、骨骼结缔组织疾病	9.5	10.9	14.7	25	16.5
其中：类风湿关节炎	4.2	5	5.1	7.6	4.1
先天异常	0.1	0.1	0.2	0.1	0.1
围生期疾病	0	0	0	0	0
损伤和中毒	4.3	4.5	5.7	5.6	4.2

从我国居民的死亡率和死因构成看，无论城市居民还是农村居民，恶性肿瘤、心脏病、脑血管病、呼吸系统疾病都位居死亡原因的前列，这些证据都表明我国疾病谱发生了很大的改变。我国部分地区居民2017年死亡率和死因构成见表2-2。

表2-2 我国部分地区居民2017年死亡率和死因构成

疾病名称	城市居民			农村居民		
	死亡率（1/10万）	构成（%）	位次	死亡率（1/10万）	构成（%）	位次
传染病（含呼吸道结核）	6.16	1.00	10	7.43	1.09	10
寄生虫病	0.03	0.00	17	0.08	0.01	17
恶性肿瘤	160.72	26.11	1	156.70	23.07	2
血液、造血器官及免疫疾病	1.30	0.21	15	1.21	0.18	15
内分泌、营养和代谢疾病	20.52	3.33	6	16.34	2.40	6
精神障碍	2.71	0.44	11	2.78	0.41	11
神经系统疾病	7.84	1.27	8	7.57	1.12	8
心脏病	141.61	23.00	2	154.40	22.73	3
脑血管病	126.58	20.56	3	157.48	23.18	1
呼吸系统疾病	67.20	10.92	4	78.57	11.57	4
消化系统疾病	14.53	2.36	7	14.41	2.12	7
肌肉骨骼和结缔组织疾病	2.34	0.38	12	1.77	0.26	13
泌尿生殖系统疾病	6.72	1.09	9	7.56	1.11	9
妊娠、分娩产褥期并发症	0.08	0.01	16	0.11	0.02	16
围生期疾病	1.59	0.26	13	1.88	0.28	12
先天畸形、变形和染色体异常	1.45	0.24	14	1.70	0.25	14
损伤和中毒外部原因	36.34	5.90	5	52.92	7.79	5
诊断不明	2.16	0.35	—	2.08	0.31	—
其他疾病	6.00	0.97	—	6.04	0.89	—

疾病谱的变化与健康危险因素，例如人口年龄结构、生活习惯、行为方式等的改变密切相关。首先，随着社会的发展和医疗技术的进步，多数感染类疾病已经被人类控制。例如，曾经肆虐全球的天花病毒已经被消灭，丙肝病毒也有望随着直接抗病毒药物的广泛应用而被征服。其次，不同疾病在不同年龄段人群中的发病率有显著的差异。年龄越大，糖尿病、高血压、肿瘤、慢性肾病等慢性病的发病率越高。2003—2013年，我国不同年龄段居民的慢性病患病率相对稳定，但由于人口的老龄化，总人群的慢性病患病率增加了一倍。最后，不健康的生活习惯也会对疾病谱有显著影响。比如，现代人由于糖分和热量摄入过多、运动不足而导致肥胖，进而对血压、血脂、胰岛素抵抗等产生负面影响，同时，患冠状动脉粥样硬化性心脏病、缺血性中风、2型糖尿病甚至恶性肿瘤的风险都会随着体重指数（BMI）增

加而逐步加大。

二、慢性病与健康危险因素

慢性非传染性疾病简称慢性病，是一类病程漫长，无传染性，病理变化常具有退行性、不可逆性，不能自愈，也几乎不可能被治愈的疾病。其主要特点包括：①病因不明确，发病与多种因素有关，尤其与不良的生活方式密切相关；②发病机制复杂而不明确，不容易阻断；③病程长，甚至终生带病，机体功能受损或失能，最终导致死亡；④很难彻底治愈，表现为不可逆性；⑤一般无传染性。

慢性病与健康危险因素高度相关，健康危险因素按照是否可被纠正划分为可改变的健康危险因素和不可改变的健康危险因素。通常，可改变的健康危险因素主要包括：心理不健康或心理健康水平偏低，不良的生活方式（如吸烟、饮酒过量、缺乏运动与锻炼、不合理膳食等）导致的体重指数（BMI）超标，血脂异常，血糖、血压、血尿酸偏高等。不可改变的健康危险因素主要包括：家族遗传史、老龄化、性别、环境等。这些因素与我们个人的健康状况以及个人慢性病患病风险有密切的关系。

随着现代物质生活水平的日益提高与社会老龄化程度的愈发严重，由各类不良生活方式引发的糖尿病、心脑血管疾病、高血压、血脂异常等慢性病日趋流行，已经在不同程度上威胁我国居民的生活水平和生活质量。研究表明，60%以上的慢性病是由各种健康危险因素造成的。如果通过科学的健康管理方式对这些可改变的健康危险因素进行消除、改善，则可以有效地降低60%的慢性病的发生、发展的概率，以改善人们的生活水平与生活质量。故健康危险因素作为健康管理的首要源头，对其进行正确、有效的识别是十分必要的。

三、我国居民存在的主要健康危险因素

近十几年来，我国居民的冠心病、脑卒中、恶性肿瘤和糖尿病等慢性病发病率一直呈现不断上升的趋势，标准化死亡率从1991年的172/10万增加到2000年的212/10万，与同时期的欧美、日本等发达国家慢性病稳中有降的情况形成对比。不仅如此，近五年来，我国慢性病的发病率甚至呈现加速上升趋势。

我国居民慢性病的主要危险因素有不健康的饮食（盐、脂肪与热量的过度摄入）、身体活动的缺乏、长期持续的精神紧张与心理压力以及吸烟、过量饮酒等。这些危险因素的聚集和社会发展、经济文化环境的变化以及个体原因等因素密切相关。饮食的不健康来源于传统的高盐食品的不合理保存与摄入习惯、动物性食品与脂肪摄入量过高、速食快餐市场的走红与膳食营养平衡知识的缺乏等；而紧张的生活节奏和工作压力则是导致锻炼时间缺乏、锻炼精力下降的主要原因，加之较淡薄的健康意识、高速发展的舒适的代步工具等，都使得人们身体运动代谢和锻炼不足；吸烟、饮酒等不健康的行为问题则是近30年来逐渐突出的危险因素。正是上述危险因素导致了肥胖、高血压、血脂异常等疾病的患病率迅速升高，

由此，增加了进一步发展成为冠心病、脑卒中、糖尿病和恶性肿瘤等疾病的概率。

四、和生活方式相关的危险因素与生活方式疾病

（一）和生活方式相关的危险因素

现代医学认为，影响健康的因素成千上万，但归纳起来主要有生活方式（或称为行为因素）、环境因素、生物学因素、健康服务四大类。生活方式是指一种特定的行为模式，这种行为模式受个体特征和社会关系制约，是在一定的社会经济条件和环境等多种因素之间的相互作用下形成的，建立在社会关系、个性特征、遗传和文化继承等综合因素基础上的稳定的生活方式，包括饮食习惯、生活习惯等。大量的研究表明，不良生活习惯和行为对健康的直接／间接影响巨大，如吸烟与肺癌、慢性阻塞性肺疾病、缺血性心脏病及其他心血管疾病密切相关。而膳食不合理、身体活动不足及吸烟，成为造成多种慢性病的三大行为危险因素。据相关调查，如果有效地控制行为危险因素（不合理膳食、缺乏身体活动、吸烟、饮酒、滥用药物等），就能减少40%～70%的过早死亡、1/3的急性疾病和2/3的慢性病。

由此可见，预防慢性病最好的方法是改善生活方式，减少导致慢性病发病的危险因素。要想有效地预防和控制慢性病的发生，首先要识别个体和群体中存在哪些危险因素。

1. 吸烟

吸烟增加罹患心脏病、脑卒中、癌症、严重肺部疾病和其他慢性病的概率。吸烟越多，危险性越高。停止吸烟，就可以在很大程度上降低心脏病发病的概率，肺部也会随之慢慢恢复健康。吸烟者戒烟10～15年之后，心脏病的患病率就会降至与非吸烟者几乎相同的水平。

2. 饮酒

饮酒会暂时性地使血压升高，并增加高血压发生的可能性。同时，饮酒过多还会引起肝病和胰腺疾病，造成脑部和心脏损害等健康问题。

3. 不合理膳食

健康膳食有助于控制引起慢性病发病的多种危险因素。健康饮食的目标是保持理想体重、预防疾病和摄入充足、平衡人体所需的各种营养成分。一般情况下，平衡合理的膳食包括丰富的谷类、蛋白质、蔬菜、水果和豆类（植物性食物中富含膳食纤维和多类营养素且脂肪含量较低，不含胆固醇）以及低脂、低胆固醇、低盐、低钠和低糖的食物。

4. 缺乏身体活动

经常性的身体活动不仅可以促进基础代谢，还有助于降低人体内的胆固醇水平，升高高密度脂蛋白胆固醇（High Density Liptein Cholesterol, HDL-c）水平，HDL-c属于"有益类"胆固醇，不会沉积在动脉中，可以缓解高血压。而这些都有助于降低罹患心脏病等心脑血管疾病的危险，也有助于降低发生其他慢性病的概率，例如2型糖尿病和脑卒中。进行身体活动的另一项益处则是可以提高基础代谢率，消耗多余的身体热量，有助于维持体重；

一定频率和强度的有氧运动还可以改善心肺功能。因此，经常性的身体活动对于体质的改善、疾病的预防都大有裨益。

5. 压力

压力是人体面临自我和外界的挑战时由于精神紧张、疲惫等状态从而在生理、心理、行为方面产生的一系列综合反应。没有及时排解的压力会增加脑卒中、心脏病和其他慢性病（如偏头痛、哮喘、肩周炎等）发生、发展的危险性。同时，压力会暂时性地使血压升高，故而长期、持续的压力会使罹患高血压的风险极大地增加，造成身体机能的不断下降。对自身压力进行合理而健康的纾解，可以减轻压力造成的后果。

（二）生活方式疾病

与生活方式密切相关的疾病称为生活方式疾病（Lifestyle Diseases），如高血压、糖尿病、肺癌以及心脑血管等慢性病。而这些慢性病的主要病因就是人们的不良生活方式。这些疾病在现代医学阶段还难以治愈，严重影响人们的生命和健康。高血压、糖尿病、肥胖、血脂异常等能通过改变不良生活方式进行预防和控制的疾病是生活方式疾病预防工作的重点。由于健康素养、意识、机会的多重缺乏，人们没有形成一个系统的"健康生活方式"，加上慢性病发生与发展的周期长，使得大部分慢性病的危险性被低估和忽视，没有得到及时和有效的预防和控制。由此可见，预防慢性病最好的方法是改善生活方式，识别、减少导致慢性病发病的危险因素，建立良好的健康管理意识。

五、老年慢性病与健康危险因素

（一）老年慢性病的特点

由于慢性病发生、发展的周期较长，出现的体征（前期的心悸、暂时性晕眩、短暂胸闷等表现）易被人们轻视甚至忽视，日积月累慢慢导致身体各机能的衰退，从而使得慢性病经常在中老年（尤其是老年）进入严重的后期阶段。同时研究表明，很大一部分人群，在老年时期最易进入慢性病的高发阶段。老年慢性病的特征主要有以下几点：

1. 多病共存

从现阶段国内老年慢性病现状来看，老年人人均患有2～3种慢性病，而在住院的老年患者中，同时患两种主要疾病者占85%，同时患3～4种主要疾病者占50%左右。

2. 生理退化和病理变化边界不清

老年慢性病多属于退行性疾病，有时生理变化与病理变化难以区分。老年慢性病的早期变化缓慢，容易被误认为是老年阶段的生理退化。譬如有些老年人出现智力退化、肢体动作不协调、僵硬等表现，是早期帕金森病、甲状腺功能减退症等老年疾病的前兆，却常被以为是年纪变大、生理退化造成的影响，易被忽略。

3. 临床表现不典型

老年人痛觉不敏感，有些使一般人感到剧痛的疾患在老年人身上的反应却很小，如急性心肌梗死、胸膜炎、内脏穿孔后的腹膜炎，老年人可能只有一些不适感；同时，有些老年人患病前常先出现神经性症状，如患心脏病时，首发症状是昏厥。

4. 发病诱因与青年人不同

如青年急性心肌梗死发病的常见诱因是压力过大、过度疲劳，而在老年人群中，心肌梗死的诱因则多见于饮食不当、情绪激动、寒冷刺激等。

5. 容易发生多脏器功能衰竭

老年人由于各器官功能的明显退化，各脏器在健康状态下的功能大多只可维持基本身体代谢的平衡状态，一旦某个器官功能受到较为严重的损害，很容易导致一系列连锁反应，产生多脏器的功能衰竭。

6. 容易出现药物不良反应

老年人肝肾功能不佳，代谢能力下降，平时用药剂量应适当减少，对可用可不用的药物最好不用。诸如巴比妥类药物在老年患者使用过程中易导致其体温过低，洋地黄类的药物易出现中毒反应等，而对肝肾功能影响较大的药物更要谨慎使用。

（二）老年健康危险因素

除一般罹患慢性病的危险因素外，老年人主要健康危险因素集中在以下几方面：

1. 跌倒风险

跌倒是我国伤害死亡原因中重要致死原因之一，并已成为65岁以上的老年人致死的首要原因。研究表明，跌倒的发生率随年龄的增加而升高，约有30%的65岁及以上老年人平均每年跌倒一次，有40%～50%的80岁及以上老年人平均每年至少跌倒一次，而多次跌倒患者占老年人群的4%左右。跌倒容易导致老年人活动能力下降，肢体受损甚至残疾，还会造成许多"次生伤害"，危及生命。例如，长期卧床会引起肺部感染、泌尿系统疾病和压疮等。有些老年人，即使身体恢复健康并可以站立后，也容易在心理上产生压抑、恐惧和焦虑情绪，从而限制自己肢体的运动范围，导致生存质量下降。

老年人跌倒状况的出现是内在因素与外在因素综合作用的结果，其危险因素的来源主要包括自身因素、环境因素和药物因素。

（1）自身因素。自身因素指老年人往往存在多种慢性病。心脑血管疾病造成的头晕、体位性低血压、血糖不稳定、中风后遗症造成的偏瘫以及精神异常等都有可能增加跌倒风险；感觉器官功能衰退、视力减弱、听力下降也可能增加跌倒和损伤的风险；骨骼、关节与肌肉等运动系统病变，如膝、髋、骨关节炎等，导致老年人行走无力，步态不稳，间歇性跛行，必然会增加跌倒发生的概率。此外，男性老年病患者易患良性前列腺增生，造成夜间尿频，也是导致男性老年病患者夜间跌倒的重要原因之一。

（2）环境因素。通常造成老年人易跌倒的环境因素是指居住环境过于狭窄、走道过于曲折、地面不平整或过于光滑、卫生间缺少扶手、居室与走道光线暗淡等。这些都是造成老年人跌倒的原因。

（3）药物因素。药物因素主要是指老年人经常服用镇静剂、安眠药、降压药、降糖药、利尿药等药物易使其反应变慢、认知能力降低，增加跌倒的风险。跌倒的风险与这些药物应用的剂量和频次成正相关，且多种药物的应用比单一药物的应用导致跌倒的风险更高。

2. 认知障碍

认知障碍一般是指大脑接收和处理外界信息并做出认知的过程产生障碍。实际上，认知障碍是一个严峻的社会问题，痴呆是认知障碍最严重的表现形式。轻度认知障碍（MCI）是认知功能处于正常衰退和痴呆之间的一种过渡状态，在整个 MCI 患病过程中，有可能出现各种意外伤害风险，晚期常常出现各类并发症，如肺炎、营养不良、泌尿系统感染等。MCI 患者是发展为痴呆的高危人群，有研究表明，65% 以上的老年人中 MCI 的患病率达到 10% ~ 20%，超过一半的 MCI 患者在五年内转化为痴呆，故对 MCI 的健康干预成为降低老年群体健康风险的一大要点。

3. 睡眠障碍

在老年人群中，失眠的患病率高达 50%。老年人主要的睡眠障碍表现在睡眠时间和睡眠结构的改变上，如有效睡眠时间缩短、入睡困难、早睡早醒、醒觉次数增多等。这与老年期的生理变化、健康状况及其他因素有着密切的关系。睡眠的发生与调控是大脑特有的功能之一，是一个主动调节的过程，由于机体的老化和脑功能的日渐衰退，"睡眠－觉醒"节律的调节机能受到损害，故浅眠的时间增加。而这极易导致老年人白天意识恍惚、昏沉、行为迟缓，增加出现意外、伤害的风险。

4. 营养不良

老年人由于牙齿松动、咀嚼困难、肠胃消化吸收能力衰退等，容易营养不良。一项针对 65 岁以上老人的相关调查发现，超过五成老人存在营养不良的问题。这需要通过合理的饮食调节来满足老年人对多种营养的需求，达到预防慢性病、提高生存质量与延长寿命的目标。

5. 社会角色的变化

进入老年期后，老年人将面临离退休的问题，长期习惯的作息被打乱，以家庭内部活动为主，生活空间、生活内容和节奏都发生巨大变化，易使老年人产生心理问题。

6. 突发重大生活事件

老年人会面临很多重大生活事件，如子女成家、退休、意外伤害等，易使老年人失去信心而陷入苦恼、忧伤、孤独，导致角色改变和精神变化。

第三节　健康信息的采集

健康管理的工作方法是维护个体和群体健康、实施健康管理的基本方式，主要是通过健康信息采集、健康风险评估、健康教育与健康风险干预等方法来控制健康风险，达到维护健康的目的。

一、健康信息的来源

健康信息是依据国家法律法规和工作职责，各级各类医疗卫生计生服务机构在服务和管理过程中产生的人口基本信息、医疗卫生服务信息等，主要包括人口学信息、电子健康档案、电子病历及人口健康统计信息等。健康信息的收集对于健康风险评估至关重要。

由于个人的主要健康和疾病问题一般是在接受相关卫生服务的过程中被发现和记录的，因此健康信息主要来源于各类卫生服务记录，包括医院信息系统、门诊病历、健康体检资料和健康档案等。

二、健康信息的采集原则

健康信息的采集原则是要保证采集内容的客观性和完整性，此外，还需注意采集健康信息的途径和方法要科学、合理。

三、健康信息的采集内容

健康信息是健康管理的数据基础，其内容包括个人基本信息、主要疾病和健康信息、卫生服务信息等。

四、个人基础健康信息的采集

常规个人基础健康信息的采集内容与途径主要包含以下几方面：

1. 个人基本信息的采集

个人基本信息常见于个人健康档案，包括人口信息、亲属（联系人）信息、社会保障信息和个体生物学上的特征信息等。

2. 基本健康信息的采集

基本健康信息常见于个人健康档案，包括现病史、既往病史（如疾病史、手术史、用药史等）、免疫史、过敏史、家族史、残疾情况等。

3. 医疗机构诊疗信息的采集

医疗机构诊疗信息的采集途径常常是医疗卫生机构的临床诊疗。这类信息可以从现有的医疗机构的电子病历导入或者采集。如图 2-1 所示。

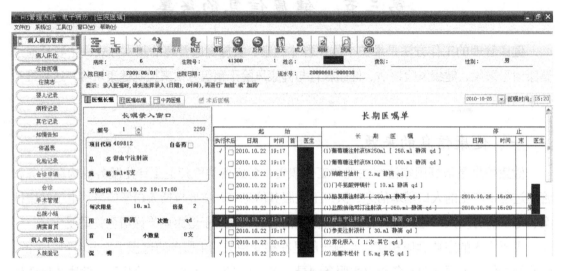

图 2-1　电子病历示例

一般医疗机构诊疗信息包含以下几部分：

（1）卫生事件摘要。指患者在医疗机构历次就诊所发生的医疗服务活动、卫生事件的摘要信息，包括名称、类别、时间、地点、结果等信息。

（2）医疗机构记录。指患者在医疗机构历次就诊所发生的医疗费用和医疗处理摘要信息。

（3）临床诊疗记录。主要包括诊疗处方、治疗处置记录、护理记录、检查化验记录、知情与告知等内容，如门诊急诊病历、中西医处方曾用药、手术记录、麻醉与输血记录等。

（4）住院诊疗记录。主要包括住院医嘱、住院护理记录、出院记录等。

4. 健康体检信息的采集

健康体检是以服务对象的健康需求为基础，按照早发现、早干预的原则来选择体检的项目。健康体检信息的采集一般来源于常规体检的基本项目，包括一般性检查项目、物理检查（内外科、耳鼻喉科、口腔检查等）、化验检查（血液检查、肝功能、肾功能、血脂、血糖、尿酸、肿瘤标志物等）、影像检查（X 射线、内镜检查等）、电生理检查等。除了必要的常规健康体检基本项目外，还应根据个体的年龄、性别、当前健康状况、居住环境与家族史等进行适当调整，开展专项体检，如 40 岁以上人群，每年针对心脑血管、糖尿病、肿瘤等进行专项体检。

同时，在老年人群中，该类信息的采集途径除上面提到的以外，还有很大一部分来源于养老服务提供者组织的定期体检。而此类针对老年人群进行的体检往往更加突出个性化的特点，如项目的类别、数量、时间长短等，都需要进行针对性的需求设计。

5. 慢性病信息的采集

针对老年人群体，此类信息的采集主要是通过常见的老年病与慢性病检查项目的开展。慢性病牵涉的采集信息范围较广，包括老年慢性病患者与高危群体的一般信息和家族史、饮酒信息、膳食信息、身体活动信息、尼古丁成瘾的评估信息等，并且这些信息需要持续更新，故大多数慢性病信息化管理系统会要求定时采集数据，以保证数据输入的连续性，获取数据发展的趋势，以进行后续健康教育、干预计划的制订与纠偏。同时，针对常见、特有的老年病种类（如糖尿病、心脑血管疾病、肺癌、高血压等）进行具有风险预防性、记录性的项目检查，并据此展开对老年个体慢性病健康风险的检测与评估。

综上所述，全面、可靠、具体的健康信息作为健康管理必要的数据基础，经过系统的整理后，对满足人们自我保健、健康管理和医疗诊断决策的需求具有重要意义。

第四节 健康风险评估

健康风险评估（Health Risk Appraisal，HRA），也称健康危害评估，是一种分析方法或工具，用于描述和估计某一个体未来可能发生的某种特定疾病或因为某种特定疾病导致死亡的可能性。这种分析的目的在于估计特定事件发生的可能性，而不在于做出明确的诊断。健康风险评估，就是根据个人的生活方式、生理特点、心理素质、社会环境、遗传因素与健康状况，预测个人的寿命以及慢性病、常见病的发生率或死亡率，并通过数理分析方法对上述可变因素做出定量的调整，从而重新估测人的寿命与发病率。健康风险评估描述的是具有一定特征的一群人的病死率或患病率。

一、健康风险评估的目的

在健康管理实践中，开展健康风险评估的目的包括：

（1）研究表面健康且没有任何疾病症状的个体，其可能具有的在未来发生某种疾病或导致死亡的潜在风险。

（2）研究如何能够将导致风险的危险因素识别出来。

（3）研究如何减少或控制这些健康危险因素，达到预防疾病或延迟疾病发生的目的。

二、健康风险的常见表示方法

（一）死亡率和患病率

每个人死亡后都会被注明其死亡的主要原因，并记录在死亡证明书上，这就为研究病死率提供了其所需要的权威资料。第一，特定原因死亡率的临床定义已取得广泛共识；第二，居民死亡率表本身就是一个全面、可靠的参考标准。对于死亡率而言，危险度测量的定义比较明确，也比较容易收集相关的数据。相反，患病率对每一种健康结果（疾病或健康状况）的定义就不那么清晰，而且也不像死亡率那样具有统一的报告要求。所以，在患病率的基础上产生一个广谱的健康风险评估模式是一个很大的挑战。

总体来讲，对于那些前期暴露危险因素比较明确的慢性病或者某些慢性健康状况，近几年在患病率的计算方面有了很大的进步。例如许多健康风险评估利用 Framingham 心脏研究的患病率模型来计算心血管病的危险度，而不少癌症也有了患病率的计算公式。

在现代健康服务体系中，卫生服务提供者已经将健康风险评估的用途从最初的健康教育工具扩展到提高其估计个人和人群卫生服务提供成本能力等方面。也有学者使用健康风险评估来估计患病率，从而帮助卫生服务管理部门预测人群的卫生服务需求和费用测算等。

（二）危险度

危险度是指在一定条件下，接触的有害因素和从事某种活动所产生不良健康影响的概率。危险度的计算与疾病的前期暴露因素，即危险因素有关。危险因素是指已经被流行病学研究所证实的，与一种或几种健康结果之间有定量关系的因素。前期暴露因素包括行为（如吸烟）、临床测量（如血脂）和历史因素（如乳腺癌的家族史）。

由于前期危险因素暴露而产生的结果称为健康结果。死亡、患病都是健康结果。健康结果在以死亡率为基础的健康风险评估中就是指引起死亡的原因，如肺癌；如果是计算患病率，健康结果就是指疾病或健康状况，如糖尿病、代谢综合征等。

1. 相对危险度

相对危险度（Relative Risk，RR）表示的是与人群平均水平相比，危险度的升高或降低。人群平均危险度可以来自于一个国家或一个地区的按年龄和性别统计的死亡率表。如果把人群平均危险度定为 1，则其他相对危险度就是比 1 大或比 1 小的数字。表 2-3 就是一个被广泛使用的美国卡特中心（Carter Center）死亡率计算的例子。以每天吸 20 ~ 39 支烟为例，表中的数值 2.10 表示每天吸烟 20 ~ 39 支的 25 岁以下男性人群，在将来一段时间内，其死亡风险是人群平均水平的 2.10 倍。

表 2-3　25 岁以下男性死亡的相对危险度

吸 烟 情 况	与人群平均水平相比的相对危险度
不吸烟者	0.14
人群平均水平	1.00
每天吸 1 ~ 9 支烟	1.02
每天吸 10 ~ 19 支烟	1.23
每天吸 20 ~ 39 支烟	2.10
每天吸 40 及 40 以上支烟	2.18

将每个人的相对危险度与人群平均危险度相乘，可得到未来一定时间内死亡的概率。将所有危险因素和所有健康结果进行类似计算后就可合计得到未来一定时间内死亡的总危险度，这个危险度也称为评估危险度。必须记住的一点是，评估危险度是指具有共同前期暴露危险因素的若干个人组成的人群的危险度，而不能看作是某一个人死亡的危险。

当某一种死亡的原因具有多种前期暴露危险因素时，我们一般会采用其他方法来计算相对危险度。例如心血管疾病，许多健康风险评估计算方法都是使用基于 Framingham 心脏研究中的 Logistic 回归方程来计算危险度。对于其他非慢性病引起死亡的原因，如艾滋病（Acquired Immune Deficiency Syndrome，AIDS），由于从患者处获取准确的危险因素数据较为困难或者目前的研究水平还不足以有效、可靠地量化相对危险度，故普遍的做法就是简单地使用人群平均死亡率来表示。

2. 理想危险度

健康风险评估的一个基本目标就是鼓励人们修正不健康的行为。健康行为的改善，意味着相对危险度也会随之改变。为了计算每一种不健康行为的负面影响，需要对危险度进行二次计算。这次计算的基础是假设个人已经将不健康行为修正到了所制定的目标水平。例如，吸烟者已经戒烟，高血压者已经将其血压降至 140/90mmHg 以下等，将所有先兆因素修正到目标水平后，计算出来的危险度称为理想危险度。

（三）评估分值

尽管健康风险评估报告的种类和各种健康风险评估报告的组合千差万别，但所有报告都包括一份给受评估者个人的报告和一份总结了所有受评估者人群状况的报告。对绝大多数报告来说，给受评估者个人的报告有一些共同因素，这就是评估分值。几乎所有的健康风险评估都包括一个健康评估的整体分值，该评分通过一定的方法从评估危险度计算而来。

评估分值的评定是为了与目标分值进行比较。目标分值是假设受评估者有效地实施了所有健康干预建议，改变后得到的分值。如果受评估者的问卷信息显示出他和健康风险评估建议的所有目标已经达到一致，那么健康风险评估不再向其推荐进行任何改变，目标分值和评估分值也会显示一致。

（四）健康年龄

健康年龄指的是具有相同评估总分值的男性或女性人群的平均年龄。为了得到健康年龄，需要将受评估者的评估危险度和同年龄、同性别人群的平均危险度进行比较。如果个体的评估危险度与人群平均危险度相等，则其健康年龄就是其自然年龄；如果个体的评估危险度高于人群平均危险度，则其健康年龄大于其自然年龄；同样，若个体的评估危险度低于人群平均危险度，则其健康年龄小于自然年龄。

综上所述，根据预防医学指南，健康风险评估报告都会建议受评估者在特定的健康行为方面，或在预防性服务的使用方面做出积极改变，以降低自身的危险度。每个人暴露的可改变危险因素越多，其改变的空间也就越大，其可获得的危险度也就越小。若将前期暴露的危险因素修正到目标水平，就可以计算出其可获得的健康年龄。可获得的健康年龄表示的是该个体可以修正的危险度和人群平均危险度之间的差距。评估得到的健康年龄和可获得的健康年龄之间的差距反映了个体可能改变的空间。在评估报告的展示上，也可通过计算不同危险因素的贡献比例来反映通过矫正不同前期暴露危险因素而"可争取到的健康年数"。需要注意的是，当所有建议的改变和修正都完成的时候，或是受评估者目前的情况已经很完美的时候，风险评估危险度就等于可获得的危险度。

三、健康风险评估的工作原理

健康风险评估的工作原理包括：①基于评价个人，以问卷表方式搜集个人生活方式及健康危险因素信息，完成风险评估分析；②针对某一种或几种特定原因造成的死亡或患病风险给予定量的预测或评价；③通过提供健康教育和健康咨询服务，能够帮助个体改变一个或多个健康危险因素，进而降低患病或死亡的危险。目前，绝大多数健康风险评估的计算都已经计算机化，并可分为三个基本模块：问卷表、风险计算、评估报告。如图 2-2 所示。

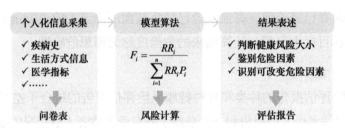

图 2-2　健康风险评估基本模块

（一）问卷表

问卷表是健康风险评估进行健康信息采集的一个重要手段，根据评估重点与目的的不同，所需的信息也会有所差别。一般来说，问卷表的主要组成包括：①生理、生化数据，如身高、体重、血压、血脂等；②生活方式信息，如吸烟、膳食与运动习惯等；③家族史；④其他危险因素，如精神压力、心理障碍等；⑤有时还需要态度和知识方面的信息。这些信息可由个人自行填报或由医务人员帮助提供。

（二）风险计算

健康风险评估是估计具有一定健康特征的个人在一定时间内的健康状况与结果。由于技术的发展和健康管理需求的改变，健康风险评估已从以死亡为结果逐步扩展到现在的以疾病为基础的危险性评价；相对来说，后者更能有效地实施健康管理的控制措施，减少诊疗的费用。

健康风险的计算一般有两种方法：

1. 单因素加权法

以单一危险因素与发病率为基础，将这些单一因素与发病率的关系以相对危险性来表示其强度，得出的各相关因素的加权分数即为患病的危险性。由于这种方法简单实用，不需大量的数据分析，故此类方法是健康管理发展早期主要的危险性评价方法，目前也被很多健康管理机构使用，比较典型的有美国卡特中心（The Carter Center）及美国糖尿病协会（ADA）。很多健康管理公司在这个方法的基础上做出改进，从而推出自己的评价工具。单因素加权法公式如下：

$$F_i = \frac{RR_i}{\sum_{i=1}^{n} RR_i P_i}(i = 1, 2, 3, 4, \cdots, n)$$

式中　i——某一特定危险因素的第 i 分层，以表 2-3 为例，吸烟为特定风险因素，每天吸20 ～ 39 支烟为第 3 分层；

　　　F_i——某一特定危险因素第 i 分层的风险系数；

　　　RR_i——某一特定危险因素第 i 分层的相对危险度（危险因素暴露率与非暴露率的比值比）；

　　　P_i——人群中某一特定危险因素第 i 分层所占的比例。

由于一种疾病往往涉及多个风险系数，在实际运用中需要计算综合风险系数。综合风险系数的计算采用借贷计分法，即如果危险因素的风险系数超过 1.0，则将超出的部分相加；如果危险因素的风险系数小于 1.0，则将系数直接相乘，再将两者相加，即可得到最后的综合风险系数。表 2-4 包含综合风险系数的计算。

表 2-4　健康风险评估综合风险系数及病死率的计算

心脏病危险因素（男，41 岁）	风 险 系 数
血压（180/100mmHg）	2.9
胆固醇（180mg/dl）	0.7
吸烟（1 包 / 天）	1.5
体重（60kg）	0.9
心脏病家族史（无）	0.5
身体活动（中等）	1.0
总分 （2.9-1）+（1.5-1）+0.7×0.9×0.5=2.7	2.7
平均心脏病死亡率（/10 万）	1355
预测心脏病死亡率（/10 万）	2.7×1355=3659

2. 多因素数理模型分析法

该方法建立在多因素数理分析的基础上，采用统计学中概率理论的计算方法得出患病危险性与危险因素之间的关系模型。常见的数理手段包括多元回归法、基于模糊数学和神经网络方法及基于 Monte Carlo 的模型等，建立疾病发病或死亡的危险性与各健康危险因素之间关系的模型，得出某种疾病发病或死亡的危险性。该方法综合考虑多种健康危险因素，提高了健康风险评估的准确性，典型代表有研究心血管疾病风险的 Framingham 冠心病模型、德国明斯特大学的 PROCAM 程序、中国的 Cox 比例风险模型等。

（三）评估报告

健康风险评估的最终目标是为了对危害个人和人群健康的不良生活方式进行有效的干预，因此，评估报告应包括个人报告和人群报告两种类型，内容上包括个人或群体人口学特征描述、健康危险因素的总结描述、评估的结果、所建议的干预措施和方法。一般来说，个人报告包括健康风险评估的结果和健康教育信息；人群报告则包含着对受评估群体的人口学特征描述、健康危险因素的总结、所建议做出的干预措施和方法等。同时，为了便于理解和执行，评估报告还应考虑和结合个人、人群的社会生活习惯及习俗，表达形式和方法可以多样化，可采用文字、图表、图片、影像、互联网等多种形式，并尽可能辅以详细且通俗易懂的解读。另外，评估报告务必实事求是，如实反映客观存在的危险因素；对多种健康危险因素，需根据其对健康的危险性大小分清主次，按照先后顺序排列。

第五节　健康教育与健康风险干预

健康管理是通过非临床的手段，即通过对生活方式的干预和管理，来改善和促进健康状况的过程。健康管理的主要内容包括健康教育与健康风险干预，这也是健康管理的基本方法。

一、健康教育计划的设计、实施与评价

健康教育计划是为老年人和老年人群进行健康指导的一种重要方法，学习健康教育计划的设计、实施与评价可以帮助健康管理机构更好地开展健康教育活动。健康教育活动有效进行的工作程序（PDCA 循环）如图 2-3 所示。

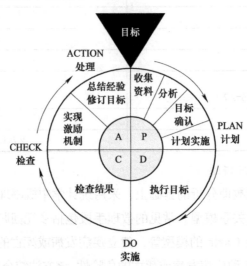

图 2-3　健康教育活动有效进行的工作程序（PDCA 循环）

（一）健康教育计划的设计

健康教育计划的设计指的是组织机构或社区根据目标人群的健康问题及特征，通过科学的预测和决策，提出在未来一定时期内所要达到的健康目标及实现这一目标的方法、途径等所有活动的过程。健康教育计划设计的基本思路是对需方的卫生服务需求和供方的卫生服务供给进行分析，了解现状，并根据所要达到的健康目标，确定健康教育需要解决的供需差距，进而确定健康教育计划。

（二）健康教育计划的实施

在完成了一项健康教育计划的设计之后，必须通过有效的实施才能使计划中的预期目标得以实现，获得预期的效果。通常，在健康教育计划的实施阶段，要完成五个方面的工作。

1. 制订工作时间表

依据计划书制订工作时间表，重点关注时间的计划安排和活动经费的估算。

2. 质量控制

质量控制是指在实施工作开始时，应建立有效的工作实施监测体系与质量控制体系，并严格执行。

3. 组织建设

组织网络是必不可少的环节，主要包含以下内容：领导机构，对健康教育工作进行全面管理和协调；执行机构，具体负责各项服务活动的实施和运行；组织间协调，需要动员多部门的参与，并协调各部门在活动中发挥积极作用；政策与环境支持，通过领导小组和协调机制，有效利用和制定有益于健康教育实施及卫生计生工作发展的政策，并通过政策吸引资源的投入，发展合作伙伴，营造有益于活动实施的环境。

4. 人员培训

人员培训是成功实施计划的一个重要因素，培训的内容包括：背景与目标，使工作人员对活动的意义、目的有比较全面的了解与理解，增加其能动性；专业知识与技能，尤其是与特定活动相关的专业知识与技能。

5. 传播材料的利用

在传播活动中使用辅助性的文字图画等媒体材料，能使传播取得更好的效果。在使用传播材料之前，实施人员必须先考虑选用何种渠道能使传播材料更好地到达使用单位和目标人群的手中，以及该渠道是否顺畅，是否能够尽量减少损失等。

（三）健康教育计划的评价

评价是管理的重要环节，准确的评价可以帮助健康教育和健康管理工作者客观地了解工作的成绩与不足。

1. 形成评价

形成评价用于评价计划设计的过程是否合理、是否具有可操作性等，通常通过需求评估来进行。

2. 过程评价

过程评价就是根据总体目标和计划设计，系统地考察健康教育活动的执行过程，并与原始计划进行比较，查看各项活动现状同原订计划之间的差异，其目的在于督促各项活动按计划完成，并对活动的执行情况做出评价。过程评价的主要内容包括：目标人群满意度评价和活动质量评价。

3. 效果评价

受评价时间的影响，效果评价分为近期效果评价、中期效果评价和远期效果评价（近期和中期效果评价又称为效应评价，远期效果评价又称为结局评价）。近期效果评价侧重于对知识、态度、信念等的转变程度，以及发生转变者的比例的评价；中期效果评价主要对行为转变的程度进行评价，但行为的转变有时需要经过几年甚至更长时间的努力才能有所显现；远期效果评价主要评价健康教育导致的目标人群健康状况乃至生活质量的变化情况，它在健康教育活动全部结束后才开始进行，用以评价项目的最终目标实现与否。一般项目不需要进行远期效果评价，只有少量的大项目才有条件进行远期效果评价。

二、个性化健康咨询服务

健康咨询是指经过培训的健康咨询医师根据咨询者自身健康状况，日常生活、工作、旅行、饮食情况，居住地或旅行地的气候地理环境因素、疫病流行情况、卫生法规政策、卫生保障水平等，为咨询者分析可能发生的医学问题和健康风险，提供预防或检查的方法、意见或建议，从而保持或改善咨询者的健康状况。随着健康服务产业的发展，根据个体特征提供个性化的健康咨询，提高服务质量，是产业发展的必然趋势。

（一）健康咨询的对象和目的

健康咨询是咨询行业在医疗健康领域中发展形成的。如今，人们对健康的需求不仅仅是有病就医，更重要的是在疾病未发生前或是在治疗过程中咨询相关的健康问题。因此，健康咨询的目的就是帮助健康、亚健康、患病的群体和个体，认识健康的相关问题，并提供解决问题的办法，促使人们自觉遵守健康行为以及提高病人自理能力与医护人员的协作能力，从而维护机体的健康。

（二）健康咨询的方式

1. 集体咨询

根据对生活方式、行为习惯及工作压力等因素的评估，结合客户的体检情况，以客户单位为对象，安排集体健康课程，讲解不良因素导致机体亚健康或患病状态的因果关系。

特别是对于一些由于平时的不良行为习惯而导致的机体健康状况下降，如高血压、高血糖、高血脂等，应详细讲解如何建立健康的行为习惯，以防止对健康的进一步危害。集体健康课程结束后，体检科工作人员要及时了解客户的接受能力，进行答疑咨询。

2. 一对一指导

一对一指导是指对已处在疾病状态或亚健康状态的客户进行一对一单独指导。

3. 电话咨询与随访

设立咨询电话，方便体检客户随时咨询。对疾病状态和亚健康状态的客户进行跟踪随访，了解客户是否已及时到专科医院就诊，防止客户的病情延误；同时了解就诊结果是否与体检诊断的结果一致，用以不断提高自身的检查诊断水平。对需要复查的客户及时进行电话提醒，督促客户及时进行复查。

（三）健康咨询的操作过程

健康咨询的操作过程包括以下内容：

1. 建立良好的咨询关系

本着尊重、真诚、坦诚的原则，与咨询者建立咨询关系，这是咨询能否顺利进行的前提条件。良好咨询关系的建立需要注意以下要点：

共情：即从咨询者的立场去观察和思考咨询者的世界。

关注：即对咨询者语言和行为中的积极方面予以主动地选择性注意。

尊重：即对咨询者的人格、价值观、思想感情等予以理解和关心。

温暖：运用非语言形式，如声调、手势、面部表情等表达对咨询者的关注。

真诚：在与咨询者交往中，表现真正的自我。

敏捷：注意咨询者此时此地的心情，及时做出反应。

坦诚：坦诚相见，直接指出咨询者语言及非语言行为中不协调及矛盾之处。

2. 收集信息

全面收集咨询者生理状态、心理状态、社会功能状态等方面的信息。通过主述、家庭报告、摄入性会谈、临床观察、心理测验等方式，了解咨询者的就诊原因、对治疗服务的期望、现在及近期的状况、出生和成长环境、婚姻及家庭情况、社会基础以及咨询者附加的任何材料。

3. 分析与诊断

综合所收集信息，分析咨询者的健康状况，帮助咨询者建立具体的、切实可行的目标。

4. 帮助和改变

根据分析与诊断确定的目标，结合咨询者的实际情况，制订健康改进的行动计划和实施方案。

5. 追踪与反馈

咨询服务完成后，需要为每一位咨询者建立健康咨询备忘录，并进行定期访问，了解其最新情况。必要的时候，也可以向咨询者的家人、朋友、邻居等了解信息。

（四）健康咨询相关技巧

1. 谈话的技巧

谈话的技巧包括：讲普通话；适当重复重要的、不易理解的信息；谈话内容简单明确；使用简单用语和通俗用语，避免专业术语；及时反馈；善于运用图画、模型等辅助工具。

2. 倾听的技巧

倾听的技巧包括：全身心地投入；倾听非语言暗示；注意倾听言外之意；体态配合，真情鼓励；适时插话，调动对方的情绪；保持耐心，不要急于争辩和评价；避免分心，养成做笔记的习惯。

3. 非语言沟通的技巧

非语言沟通的技巧包括：注意面部表情、身体距离、姿势、动作、眼神、声调、音量、仪表、服饰、身体接触以及布置的现场环境等。在沟通过程中，面部表情宜生动且具有吸引力，并配合相应的沟通内容；眼神接触自然，不要以敌视的眼神与对方接触或者逃避；展现开放式的姿态，面向对方并保持向前倾斜的姿势，显示敬意和投入；运用简单的动作增强自身的表达力。

4. 提问的技巧

提问时，首先要考虑提什么问题，其次考虑如何表述问题。另外，何时提出问题也是至关重要的一点。提问时需要将这三个方面有机地结合起来，才能恰到好处，取得满意的效果。

三、老年病与慢性病人群健康危险因素干预

健康管理的宗旨是调动个人、集体和社会的积极性，有效利用有限的资源，通过检测、评估、干预三步曲，达到健康管理的最佳效果。而健康管理的核心内容是针对健康危险因素所开展的干预和管理活动。因此，全面掌握健康危险因素干预方案的设计、干预方法的选择、干预实施流程、干预效果的评价是健康管理活动中的核心技能。

（一）干预方案的设计

1. 干预方案设计的含义及原则

健康危险因素干预方案的设计是一个制订干预方案的过程，它是在健康管理理论的指导下应用多学科的理论知识，进行干预前的分析诊断，明确目标人群的干预目标及优先干预的健康危险因素，并在一定的干预背景下，形成一份具有科学性和可行性的健康干预计划，

提出干预评价和质量控制的指标和方法的全过程。一个完整的健康危险因素的干预计划应该包括干预方案的制订、干预方案实施及干预方案评价三个阶段，以上三个阶段是一个连续的过程，相互影响，缺一不可。

干预方案设计需要遵循目标原则、整体性原则、前瞻性原则、弹性原则、从实际出发原则。

2. 干预方案设计的过程

健康危险因素干预方案设计六步法如图2-4所示。

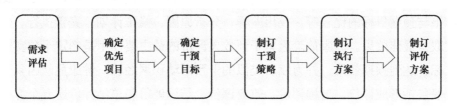

图2-4　健康危险因素干预方案设计六步法

（二）干预方法的选择

干预方法主要有药物治疗和非药物治疗。非药物治疗主要是指健康生活方式的调整，包括膳食干预、行为干预、运动干预、心理干预、中医理论干预等。

1. 药物治疗

遵医嘱进行治疗。

2. 非药物治疗

（1）膳食干预。了解干预对象的饮食习惯，如三餐的就餐时间、就餐地点、每餐的食物及相应的营养和能量情况；了解干预对象的饮食喜好，如口味重，喜欢咸或油腻的食物，不吃水果或肉类等；了解干预对象的饮食结构，比如应酬较多，无法控制饮食结构，就餐时间不规律等。

（2）行为干预。了解干预对象的生活行为习惯，改变其吸烟、饮酒、熬夜等不良的生活行为习惯。

（3）运动干预。了解干预对象的运动习惯，如运动的频率、时间及强度，完善身体活动的管理。

（4）心理干预。心理状况对人体的健康，疾病的发生、发展和防治具有重大影响。通过对干预对象进行心理干预及压力管理，可达到身心健康的目的。

（三）干预实施流程

（1）为干预对象量身订制个性化的健康干预方案。

（2）按照健康干预方案制订具体实施计划。

（3）按规定时限对干预对象进行电话随访，及时了解干预对象的健康状态。

（4）按规定时限上门随访，进行面对面的健康指导。

（5）按时完成阶段性工作小结和年度健康管理工作总结。

（6）如发现干预对象健康状态恶化要及时报告，以便专家组及时发出健康预警并采取相应措施。

（四）干预效果的评价

1. 干预效果评价的类型

健康危险因素干预效果评价旨在通过干预措施的实施情况与干预活动计划的比较、干预客观结果与预期目标的比较等，找出差异，分析原因，修正计划，完善执行，使得整体干预方案取得最佳效果。健康危险因素干预效果评价的最主要作用是判定干预实施是否能够实现目标，达到预期效果，并为以后类似的干预活动积累经验。健康危险因素干预效果的评价一般包括形成评价、过程评价、效应评价、结局评价和总结评价这五个方面，如图2-5所示。

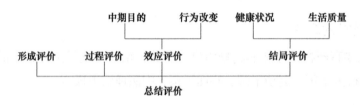

图2-5　健康危险因素干预效果评价框架

2. 干预效果评价的内容

健康危险因素干预效果评价是对健康管理对象的健康状况予以阶段性效果评价，如单项干预、综合干预效果评价，干预前后生活方式改善评价，生活行为方式改善评价等。通过评价可以及时了解干预对象健康状况的改善情况，及时调整健康危险因素干预计划和方案，实施更好的干预服务，最终使干预对象的健康状况得到有效改善和促进。

本章小结

健康管理的目标在宏观层面主要是针对居民的健康需求，计划、组织、协调、控制好个体、群体与整个社会内的健康资源，优化资源配置，引导健康产业发展，获取最大的健康效益；微观层面则是提高个体和群体的健康意识，促进其对健康管理知识技能的学习和掌握，以降低疾病危险因素带来的影响，避免或延缓疾病的发生、发展，提升健康水平，最终提高生活质量，达到身心双重健康的生活状态。

对健康危险因素的干预是健康管理工作的重要内容。健康危险因素分为可改变的危险因素和不可改变的危险因素。前者包括心理不健康或心理健康水平偏低、不良的生活方式（如吸烟、饮酒过量、缺乏运动与锻炼、不合理膳食等）导致的体重指数（BMI）超标，血脂异常，血糖、血压、血尿酸偏高等；后者包括家族遗传史、老龄化、性别、环境等。这些因素与个人的健康状况以及慢性病患病风险有密切的关系。

健康管理的工作方法是维护个体和群体健康、实施健康管理的基本方式，主要是通过健康信息采集、健康风险评估、健康教育与健康风险干预等方法来控制健康风险，达到维护健康的目的。健康信息主要包括患者基本信息、基本健康信息、医疗机构诊疗信息、健康体检信息、慢性病信息。健康风险评估是根据个人的生活方式、生理特点、心理素质、社会环境、遗传因素与健康状况，预测个人的寿命与其慢性病、常见病的发生率或死亡率，并通过数理计算，对上述可变因素做出定量的调整，从而重新估测人的寿命与发病率，预测某一群体在某一阶段可能的健康状况，因此被作为后续制订健康教育或健康促进计划及目标的基础。健康教育与健康风险干预则是在健康风险评估的基础上开展健康管理的手段，具体包括健康教育计划的设计与实施、个性化健康咨询、老年病与慢性病人群健康危险因素干预等工作。

实训指导

1. 组织学生进行健康评估量表使用方法的练习。
2. 针对特定虚拟慢性病案例，指导学生拟定撰写一份健康干预计划。

思考与练习

1. 健康管理的目标是什么？
2. 我国居民的主要健康危险因素是什么？老年人的主要健康危险因素包括哪些？
3. 开展健康管理需要采集哪些健康信息？
4. 健康风险评估的基本原理是什么？
5. 健康风险的常用指标族群及其意义有哪些？
6. 健康风险的常见表示方法包括什么？
7. 如何在养老居家场所拟定与实施社区健康教育计划？
8. 个性化健康咨询的操作过程及技术要点是什么？
9. 如何设计健康危险因素干预方案？
10. 如何评估健康危险因素干预效果？

第三章　健康管理信息化实务

🖑 **学习目标**

掌握 健康管理信息化的意义和作用，物联网和大数据在健康管理信息化中的作用，健康管理信息化未来发展趋势。

熟悉 老年人健康信息采集、健康状态评估与干预的知识。

了解 健康管理信息化的基本功能与应用。

章前案例

智慧医疗——引领健康养老新方向

现在我国人口严重老龄化，受家庭格局影响，子女不能在家时时陪伴，老年人居家养老面临困境；社区养老因基础设施、硬件设备及服务水平缺乏等，也不能很好地解决养老问题；机构养老又面对供需矛盾、服务质量、传统观念、专业服务人员等问题，处于经营困难的局面。而随着时代的发展，老年人的生活需求越来越多、品质也越来越高。

随着信息科学的飞速发展，智慧医疗为解决上述问题提供了新思路。通过智慧养老综合服务体，面向居家老人、子女、社区的物联网系统与信息平台，可以提供实时、快捷、高效、低成本的物联化、互联化、智能化的养老服务。

智慧健康养老系统一般由五大系统构成：生活服务系统、护工系统、逝后服务系统、健康系统和公益系统。以老年人为中心、子女的关怀为导向，满足第三方企业的需求，全面发展健康养老服务产品。

（1）生活服务系统：提供生活购物、休闲娱乐、免费常规体检、挂号就医、养生保健、打车出行、家政预约、老年旅游、维修服务、生活费用代缴、养老床位预约等服务。

（2）护工系统：提供专业的护工培训、护工照料，并进行有效的数据化护理。

（3）逝后服务系统：提供逝后殡葬一条龙、墓园及二维码扫墓等服务。

（4）健康系统：提供智能化的腰带配置仪，实时监测老人的身体状况并发送给子女。

（5）公益系统：提供公益义卖、公益帮助、公益活动组织、慈善捐助等。

生活购物方面填补老年人用品消费市场的空白。可选择线上线下支付或发货，更加人性化；提供垂直的品牌在线购物方式，经过精心筛选，更具唯一性、专业性，避免老年人购物时容易上当受骗的局面，使老年人日常购物更便捷、更放心。

随着信息技术的发展，大数据、互联网逐渐兴起，智慧医疗在健康管理中扮演越来越重要的角色。随着国家医养结合政策的出台，在我国人口老龄化日趋严重的背景下，智慧健康养老系统将会发挥更大的作用。本章从信息化的角度，介绍其在健康管理中的具体应用。

第一节 健康管理信息化的意义和发展趋势

一、健康管理信息化的含义

健康管理信息化是以目标人群或特定个体全生命周期健康管理为服务对象，通过互联网、物联网、大数据、云平台、软件平台、硬件设备等技术，对目标人群或特定个体进行健康信息的采集记录，建立健康档案，评估健康信息，建立健康数据库，指导健康干预活动等系列技术方法。健康管理信息化以信息化、数字化为载体方式记录目标人群或特定个体生命健康状况的动态过程与健康干预结果，为提高目标人群或特定个体健康水平、实现"健康中国"国家战略提供信息支撑。

二、健康管理信息化的作用和意义

信息化技术在健康领域的应用具有重要意义，通过大数据、互联网技术的应用能够极大地提高健康管理的效率。综合起来，健康管理信息化的作用和意义有以下几点：

1. 完善健康管理服务体系，提升服务能力

健康产业发展目标中提到，要将传统的以治病为中心的医疗模式逐渐转变为以人民健康为中心的全面保健模式。信息化作为实现目标的重要手段，可以有效地提升整体服务能力。详实准确的健康信息可以为医疗保健人员在诊断疾病或健康服务过程中提供实时的数据与智能化支持。数字健康档案可以为特定个体提供长生命周期的、持续性的动态健康数据以及过往的诊疗与保健数据，为医疗、康复护理机构提供保障对象持续的健康状况描述。智能辅助系统可以提供其自动生成的辅助诊疗和健康干预参考方案，还可以为目标人群提供群体性流行病、慢性病趋势数据。健康管理服务的信息化，促使健康管理服务体系从实时的有病求医向疾病预防、健康干预、慢性病管理、老龄康复护理等多主体服务方向转变，推动卫生健康公共服务主体多元化、提供方式多样化。健康管理信息化以人的健康为中心，可以连续不断、周而复始、螺旋上升地提供全人、全程、全方位的健康管理服务。

2. 整合健康管理相关资源，节约服务成本

医疗和健康养老服务机构可通过信息化的手段来实现个人健康信息档案查阅、医联体转诊健康数据调取与结果互认等，通过信息化技术可以准确、全面地掌握个人健康信息、就诊记录、健康干预方案及实施结果，整合、利用患者健康信息资源，降低服务成本，提高服务效率。

通过互联网对健康档案建档人群特别是社区居家人群进行健康教育，促使人们形成健康的生活方式，这也是现代公共卫生服务中重要的预防措施。

3. 整合健康管理数据信息，提供决策依据

健康管理信息化不仅把健康服务推向智能化时代，更为临床决策和精准医学研究提供了

有力的数据支持。通过研究分析包括个人体征、疗效和费用等在内的大型数据集，可帮助服务人员确定最有效、最具成本效益的治疗方法；利用临床决策支持系统可有效增加临床医生的知识储备，减少人为失误，帮助服务人员提高诊治质量和工作效率；通过集成分析诊治操作与绩效数据集，创建可视化流程图和绩效图，可识别服务过程中的异常，为流程优化提供临床决策依据。更为重要的是，利用基因芯片与基因测序技术，能获得海量个体的基因组、蛋白质组、代谢组数据，为遗传性疾病和罕见病发生机理的研究提供数据支撑；可发现与疾病治疗相关的靶标，以健康管理大数据驱动精准医学研究，实现个性化服务。

4. 借助健康管理先进技术，提供智慧服务

移动互联和人工智能是创新健康管理信息化服务模式的重要技术支撑。比如，通过可穿戴设备收集个人健康数据，并对个体体征数据、诊治数据、行为数据等进行分析，再应用自身量化算法、高维分析方法等大数据处理技术，预测个体的疾病易感性、药物敏感性等特征，实现对个体疾病的早发现、早治疗和个性化用药、个性化护理。同时，移动互联和人工智能的快速发展和广泛应用将催生健康服务新业态，使居家养老、居家护理、医养结合等健康服务更加智能化和便捷化。而基于社交网络的患者交流与医患沟通将更加普及和方便，健康医疗机构可以更多地借助社交网络平台与患者进行沟通，根据患者需求推送更适宜的服务。

三、健康管理信息化的发展现状及趋势

我国在"十三五"期间提出建设"健康中国"，把提高全民健康管理水平放在国家战略高度。国务院印发的《关于促进健康服务业发展的若干意见》提出把"健康管理与促进服务水平明显提高"作为重要发展目标之一，大力推动健康养老服务业的发展。根据国务院健康服务业发展规划，群众健康将从医疗转向预防为主，不断提高民众的自我健康管理意识。随着近年来健康医疗信息化的发展，在科学研究、健康医疗服务和管理实践中形成了健康医疗大数据，其采集、存储、组织、整合、挖掘、协同与互操作等技术正在酝酿新的突破，主要包括：基于多感知器和智能终端的健康医疗数据采集，基于云平台的分布式存储与并行计算、动态大数据的实时处理及非结构化数据处理，多元异构数据的深度整合，海量动态数据的学习、推理、预测与知识发现等。这些新技术的突破，将为健康医疗信息化驱动下的创新和应用提供强有力的技术支撑。

2016年10月，中共中央、国务院发布了《"健康中国2030"规划纲要》，这是新中国成立以来首次在国家层面提出的健康领域中长期战略规划，是我国未来15年卫生事业发展的指导性文件。该规划纲要提出了关于健康管理信息化服务体系的建设要求，包括：

（1）完善人口健康信息服务体系建设。

全面建成统一权威、互联互通的人口健康信息平台，规范和推动"互联网+健康医疗"服务，创新互联网健康医疗服务模式，持续推进覆盖全生命周期的预防、治疗、康复和自主健康管理一体化的国民健康信息服务。

（2）推进健康医疗大数据应用。

加强健康医疗大数据应用体系建设，推进基于区域人口健康信息平台的医疗健康大数

据开放共享、深度挖掘和广泛应用。消除数据壁垒，建立跨部门、跨领域密切配合、统一归口的健康医疗数据共享机制，实现公共卫生、计划生育、医疗服务、医疗保障、药品供应、综合管理等应用信息系统间的数据采集、集成共享和业务协同。

健康管理信息化的建设目标是以国家政策及人民需要为导向，以"创新、协调、绿色、开放、共享"为发展理念，以政府、机构、企业、个人为服务对象，以省、市、县（区）、乡、村多级健康管理信息网络建设为基础，以健康管理信息化平台为依托，以养老、医疗、康复、安全等健康管理大数据信息为内容，以标准规范体系和公共安全、信息安全体系为保障，以区域各级信息交换接口为通道，搭建健康管理信息化建设创新模式，最终实现五个统一：统一安全、统一管理、统一认证、统一运营和统一服务。

总的来说，健康管理信息化主要呈现以下几个发展趋势：

（1）处在快速发展和广泛应用的突破期。

（2）为临床决策和精准医学研究提供技术支持。

（3）推动个人健康管理"三化"（精细化、一体化、便捷化）。

（4）服务模式向个性化和智能化转变。

第二节 健康管理信息化的基础

本节内容从传统的信息管理角度讲述了健康信息的收集、处理和利用。当前，随着信息技术的发展、海量大数据的出现，传统的信息系统已经远远不能满足实际需求，需要更复杂的软件和硬件的支持，而智慧医疗已经开始在现实中得到越来越多的应用。

一、基本概念

（一）信息

1. 信息的含义

现代社会中信息是人们广泛使用的一个概念，"信息"一词应用的领域很多，使用范围广泛，既有数学上的、技术上的定义，也有人文社会科学方面的解释。信息论的创始人香农认为："信息是能够用来消除不确定性的东西。"邓宇等人于2002年提出的"信息"概念认为："信息是事物现象及其属性标识的集合。"信息的作用在于消除观察者在相应认识上的不确定性，它的数值则是用以消除不确定性的大小，或等效地以新增知识的多少来度量。虽然有着各式各样的传播活动，但所有的社会传播活动的内容从本质上说都是信息。信息是客观事物状态和运动特征的一种普遍形式，客观世界中大量地存在、产生和传递着以这些方式表示出来的各种各样的信息。在管理信息系统领域，一种被普遍接受的观点认为，"信息是经过加工的数据，它对接收者有用，对决策或行为有现实的、潜在的价值。"

2. 信息的主要特证

信息除了具有物质的基本属性，如客观性、普遍性、有用性等，还具有本身特有的性质。

（1）可识别性。信息是可以识别的，识别又可分为直接识别和间接识别。直接识别是指通过感官的识别，间接识别是指通过各种测试手段的识别。不同的信息源有不同的识别方法。

（2）可存储性。信息可以通过不同的方式存储在不同的介质上。

（3）可扩充性。信息随着时间的变化，将不断扩充。

（4）可共享性。同一信源可以对应多个信宿，因此信息是可以共享的。

（5）可传递性。人们通过声音、文字、图像或者动作相互沟通消息。因此，信息具有可传递性，信息的可传递性是信息的本质特征。

（6）可转换性。信息可以由一种形态转换成另一种形态。

（7）可再生性。信息永远都在产生、更新、演变，是取之不尽、用之不竭的智慧源泉，是人类社会与自然界不可或缺的可再生资源。

（8）时效性和时滞性。信息在一定的时间内是有效的信息，在此之外就是无效信息。而且任何信息从信源传播到信宿都需要经过一定的时间，因此又具有时滞性。

3. 信息的形态

信息一般有四种形态：图形及符号、文字、声音、图像，这四种形态可以相互转化。

4. 信息收集原则

（1）计划性原则：指根据需求，有针对性、分步骤地收集信息。要做到有计划性地收集信息，必须明确目的，保证重点、全面兼顾，最后要根据需求不断修订计划。

（2）系统性原则：指根据单位性质、专业特点、学科任务等不间断地连续采集信息。

（3）针对性原则：指根据实际需要，有目的、有重点、分专业、分学科、按计划、按步骤地收集，以最大限度满足用户的信息需求。

（4）及时性原则：指按照用户的信息需求，敏捷迅速地采集到反映事物最新动态、最新水平、最新发展趋势的信息。

（5）完整性原则：指根据用户现在与潜在的信息需求，全面、系统地收集信息。

（6）真实性原则：指根据用户需求采集真实、可靠的信息。

5. 信息技术

信息技术是研究信息的获取、传输和处理的技术，由计算机技术、通信技术、微电子技术结合而成，有时也叫作"现代信息技术"。也就是说，信息技术是利用计算机进行信息处理，利用现代电子通信技术进行信息采集、存储、加工、利用以及相关产品制造、技术开发、信息服务的新学科。信息技术是信息高度发展的结果。

（二）数据

1. 数据的含义

数据（Data）是载荷或记录信息的按一定规则排列组合的物理符号。数据是对客观事物的真实反映,它没有掺杂任何主观性因素,可以是数字、文字、图像,也可以是计算机代码。数据是信息的表现形式和载体,信息是数据的内涵,信息来源于对数据的解读。

2. 数据的分类

数据的种类很多,按性质分为:①定位数据,如各种坐标数据;②定性数据,如表示事物属性的数据(居住地、性别、血型等);③定量数据,反映事物数量特征的数据,如长度、面积、体积等几何量或重量、速度等物理量;④定时数据,反映事物时间特性的数据,如年、月、日、时、分、秒等。数据按表现形式分为:①数字数据,如各种统计测量数据;②模拟数据,由连续函数组成,又分为图形数据(如点、线、面)、符号数据、文字数据和图像数据等。

二、健康管理信息化的关键技术

(一)数字技术

数字技术是一项与电子计算机相伴相生的科学技术,它是借助一定的设备将各种信息,包括图、文、声、像等,转化为计算机能够识别的二进制数字"0"和"1"后,进行运算、加工、存储、传送、传播、还原的技术。由于在运算、存储环节中要借助计算机对信息进行编码、压缩、解码等,也被称为数码技术、计算机数字技术等。

(二)网络技术

网络技术从20世纪90年代中期开始发展起来。它把互联网上分散的资源融合成为有机整体,实现资源的全面共享和有机协作,使人们获得能够透明地使用资源的整体能力并按需获取信息。资源包括高性能计算机、存储资源、数字资源、信息资源、知识资源、专家资源、大型数据库、网络、传感器等。

(三)多媒体技术

多媒体技术是指通过计算机对文字、数据、图形、图像、动画、声音等多种媒体信息进行综合处理和管理,使用户可以通过多种感官与计算机进行实时信息交换的技术,又被称为计算机多媒体技术。

(四)信息安全技术

信息安全技术是指保证己方正常获取、传递、处理和利用信息,而不被无权享用的他方获取和利用己方信息的一系列技术的统称。信息安全技术从最初的信息保密性发展到信息的完整性、可用性、可控性和不可否认性,进而又发展为"攻击、防范、检测、控制、管理、评估"等多方面的基础理论和实施技术。

三、健康信息的收集、处理和利用

(一)健康信息的来源

由于人的健康和疾病问题一般是在接受相关卫生服务(如预防、保健、医疗、康复等)

过程中被发现和记录的，所以健康信息主要来源于各类卫生服务记录：卫生服务过程中的各种服务记录、定期或不定期的健康体检记录以及专题健康或疾病调查记录等。

卫生服务记录的主要载体是卫生服务记录表单。卫生服务记录表单是卫生管理部门依据国家法律法规、卫生制度和技术规范的要求，用于记录服务对象的有关基本信息、健康信息以及卫生服务操作过程与结果信息的医学技术文档，具有医学效力和法律效力。

与健康管理相关的卫生服务记录表单内容主要有以下六个部分：

1. 基本信息

个人基本信息：个人基本情况登记表。

2. 儿童保健

（1）出生医学登记：出生医学证明。

（2）新生儿疾病筛查：新生儿疾病筛查记录表。

（3）儿童健康体检：0～6岁儿童健康体检记录表。

（4）体弱儿童管理：体弱儿童管理记录表。

3. 妇女保健

（1）婚前保健服务：婚前医学检查表、婚前医学检查证明。

（2）妇女病普查：妇女健康检查表。

（3）计划生育技术服务：计划生育技术服务记录表。

（4）孕产期保健与高危管理：产前检查记录表、分娩记录表、产后访视记录表、产后42天健康检查记录表、孕产妇高危管理记录表。

（5）产前筛查与诊断：产前筛查与诊断记录表。

（6）出生缺陷监测：医疗机构出生缺陷儿登记卡。

4. 疾病控制

（1）预防接种记录：个人预防接种记录表。

（2）传染病记录：传染病报告卡。

（3）结核病防治：结核病患者登记管理记录表。

（4）艾滋病防治：艾滋病防治记录表。

（5）血吸虫病管理：血吸虫病患者管理记录表。

（6）慢性丝虫病管理：慢性丝虫病患者随访记录表。

（7）职业病记录：职业病报告卡、尘肺病报告卡、职业性放射性疾病报告卡。

（8）职业性健康监护：职业健康检查表。

（9）伤害监测记录：伤害监测报告卡。

（10）中毒记录：农药中毒报告卡。

（11）行为危险因素记录：行为危险因素监测记录表。

（12）死亡医学登记：居民死亡医学证明书。

5. 疾病管理

（1）高血压病例管理：高血压患者随访表。

（2）糖尿病病例管理：糖尿病患者随访表。

（3）肿瘤病例管理：肿瘤报告与随访表。

（4）精神分裂症病例管理：精神分裂症患者年检表、随访表。

（5）老年人健康管理：老年人健康管理随访表。

6. 医疗服务

（1）门诊诊疗记录：门诊病历。

（2）住院诊疗记录：住院病历。

（3）住院病案记录：住院病案首页。

（4）成人健康体检：成人健康检查表。

（二）健康信息的收集方法

信息收集是指对事物运动过程中所产生、加工、存储的信息，通过一定的渠道，按照一定的程序，采用科学的方法，对真实、实用、有价值的信息进行有组织、有计划、有目的采集的全过程。

健康管理相关信息主要来源于各类卫生服务记录，这些记录按照规定长期填写积累，可以充分利用。当需要解决某些专门问题时，日常的记录和报表往往不能提供足够数量的信息，因此需要通过专题调查来获取资料。专题调查的方法包括访谈法、问卷法及实地观察法等。

1. 访谈法

访谈法是以谈话为主要方式来了解某人、某事、某种行为或态度的一种调查方法。调查者通过走家访户或通过现代通信工具直接与被调查者进行口头交谈，从而获得信息。调查者可以单独访问被调查者，也可以同时与多个调查对象进行访谈。

2. 问卷法

问卷法是调查者运用事先设计好的问卷向被调查者了解情况或征询意见，是一种书面调查方法。调查问卷简称问卷，实际上是一种调查表格。问卷调查主要用于了解研究对象的基本情况、行为方式、对某些事件的态度以及其他辅助性情况。

3. 实地观察法

实地观察法是由调查者到现场对观察对象进行直接观察、检查、测量或计数而取得资料的一种方法。实地观察法主要是耳闻眼看，调查者基本上是单方面进行观察活动，被调查者不管是人还是物，都是被动处于调查者的视野中，如调查者在现场进行体检、收集标本；生长发育调查中，调查者直接对儿童进行身高、体重等的测量。实地观察法取得的资料较为真实可靠，但所需人力、物力、财力较多。实际调查中，访谈法与实地观察法常结合使用，互相补充。

（三）健康信息的处理

1. 数据库的建立

数据库（Datebase，DB）是被长期存放在计算机内、有组织的、可以表现为多种形式的、可共享的数据集合。

当用户需要利用关系数据库管理系统管理一个部门的数据时，首先要建立关系数据模型，进而按照关系规范化的要求建立起每一个关系，即每一个数据库文件。医学研究的原始数据常列成类似于表 3-1 的二维结构。表中的顶行给出了表的结构，又称为记录结构，下面每一行为一条记录，每条记录对应一个记录号。记录号是该记录在表中的位置序号，即第一条记录的记录号为 1，第二条记录的记录号为 2，依此类推。表中的每一列为一个变量（又称属性），每个字段的名称在表的顶行列出，依次为编号、儿童姓名、母亲文化、出生日期、出生体重、出生身高、免疫时间和阳性反应结果。表 3-1 记录的原始数据是一个由 127 例观察单位和 8 个变量组成的数据库。

原始数据中，变量分为标识变量和分析变量两种。标识变量主要用于数据管理，包括数据的核对与增删等，是研究记录中不可缺少的内容，表 3-1 中的编号和儿童姓名即为标识变量，其他均为分析变量。

分析变量又分为反应变量和解释变量。反应变量是表示试验效果或观察结果大小的变量或指标。解释变量又称为指示变量、分组变量、分类变量、协变量等。例如表 3-1 中，如果进行乙肝疫苗接种效果的评估，则阳性反应结果为反应变量，其他变量为解释变量。

表 3-1　127 名儿童接种乙肝疫苗情况记录

编号	儿童姓名	母亲文化	出生日期	出生体重（kg）	出生身高（cm）	免疫时间	阳性反应结果
1	李××	小学	1987.06.03	2.80	40.00	1997.08.02	阳性
2	周××	大学	1982.12.15	1.90	44.00	1996.10.10	阳性
3	叶×	高中	1993.04.21	3.00	46.21	1998.09.02	阴性
4	欧阳××	初中	1991.11.07	3.35	47.12	1998.06.15	阳性
……	……	……	……	……	……	……	……
127	王×	大学	1992.10.2	3.30	48.5	1998.11.02	阴性

在进行数据分析前，原始数据需录入计算机，录入的文件类型大致有：数据库文件，如 dBASE、FoxBASE、Lotus、Epi Info 等；Excel 文件；文本文件，如 Word 文件、WPS 文件等；统计应用的相应软件，如 SPSS 数据库文件、SAS 数据文件、Stata 数据文件等。上述文件类型大多数都可以相互转换。

录入数据时，应遵循便于录入、便于核查、便于转换和便于分析的原则。便于录入是指尽可能减少录入工作量，例如将表 3-1 中的原始数据录入 SPSS 数据文件中时，母亲文化程度应用数值变量代替字符变量，节约录入的时间。便于核查是指必须设置标识变量，方便核查。便于转换是指录入数据时要考虑不同软件对字节和字符的要求，例如文本文件对变量名的字节数量没有要求，但SPSS12.0以前的版本以及 Stata 软件都要求变量名不超过8个字节，且有些软件不识别中文。因此，在数据录入时，尽可能用英文定义变量，且不超过8个字节，中文可用标记的方式表示，如表 3-2 的 SPSS 数据文件将阳性反应结果标识为"1= 阳性，0= 阴性"。便于分析是指尽量将每项研究记录成一个数据文件，且录入格式能满足各种统计分析的需要。

2. 健康信息的维护

建好数据库不代表数据收集的结束，一个高质量的数据库是决策准确性的重要保障，因此，信息维护至关重要。

（1）数据核查

数据录入后，必须对录入的数据进行核查。核查数据的准确性分两步进行：第一步是运行统计软件对变量进行基本统计，列出每个变量的最大值和最小值，如果某变量的最大值或最小值不符合逻辑，说明数据有误。例如，一组年龄数据中的最大值为 500，则表明数据一定有误，可以利用统计软件的查找功能找到该数据。第二步是数据核对，将录入的数据与原始数据一一比对，查找错误。为了慎重起见，也可采用双份录入的方式，用程序自动一一比对，不一致时表明数据录入错误。

（2）信息整理

信息整理就是将所获取的信息资料分门别类地加以归纳，变成能说明事物过程或整体的资料。资料的整理一般分为三步：

第一步是根据资料的性质、内容或特征进行分类。将相同或相近的资料合为一类，将相异的资料区别开来。

第二步进行资料汇编。汇编就是按照研究的目的和要求，对分类后的资料进行汇总和编辑，使之成为能反映研究对象客观情况的系统的、完整的、集中的、简明的材料。汇编有三项工作要做：①审核资料是否真实、准确和全面，不真实的予以淘汰，不准确的予以核实，不全面的补全找齐；②根据研究目的要求和研究对象客观情况，确定合理的逻辑结构，对资料进行初次加工；③汇编好的资料要井井有条、层次分明，能系统、完整地反映研究对象的全貌，还要用简短明了的文字说明研究对象的客观情况，并注明资料的来源和出处。

第三步进行资料分析。运用科学的分析方法对整理好的资料进行分析，研究特定课题的现象、过程及内外各种联系，找出规律性的结论，构成理论框架。

（3）信息更新

健康管理过程具有连续性，健康管理信息需要不断进行更新。由于人的主要健康和疾病问题一般是在接受相关卫生服务（如预防、保健、医疗、康复等）过程中被发现和记录的，所以健康管理相关信息主要来源于各类卫生服务记录。健康管理信息更新本质上就是将存于各类卫生服务记录中的有关健康信息加以累积并进行分析。

3. 健康信息的利用

信息是一种战略资源和决策资源，是可以被健康管理者利用的关键资源。信息利用应贯穿健康管理的始终。健康信息包括健康相关信息（生理、心理社会适应性，营养与环境，运动与生活方式等）、疾病相关信息、健康素质能力、健康寿命等信息。健康信息可用于人群健康状态的评价、健康风险的评估、疾病的预期诊断与预后判断、健康教育等健康管理服务。信息的利用包括个体层面的利用和群体层面的利用。

（1）个体层面信息的利用。

个人信息是指在现实生活中能够识别特定个人的一切信息，如姓名、电话号码、家庭住址、身份证号等。个人健康信息是个人信息的组成部分，是指一个人从出生到死亡的整个过程中，其健康状况的发展变化情况以及所接受的各项卫生服务记录的总和。个人健康信息的收集需要确保真实性和客观性，因此要认真收集，客观、及时地记录相关信息。

在健康管理中，个人健康信息的收集结果可用来评价、分析其健康状况和健康危险因素，制订有针对性的个人健康管理计划，提出具体的健康改善目标和健康管理指导方案，并针对健康危险因素的发展趋势进行相应的生活方式干预指导。同时，还可用来进行健康管理效果的评价，如对高血压、糖尿病等慢性病管理的有效程度进行量化评价。

（2）群体层面信息的利用。

健康管理者在工作中通过定性与定量的调查研究方法，收集管理群体健康信息的必要资料，通过科学客观的分析、汇总和评估，做出社区诊断，分析主要健康问题、主要危险因素、主要目标人群，为制订干预计划提供依据，为企业、机关、团体提供群体健康指导建议和相关的健康需求参考资料，通过讲座、咨询以及对个别重点对象进行针对性指导、服务等方式，采取有效的干预措施，达到最大的疾病防治和健康改善的效果。

通过利用统计科学，群体健康信息在健康管理工作中已经得到广泛的应用。例如，孙莉等学者2007年根据236名受检者提供的个人健康信息调查表及体检结果，对群体健康危险因素的数据进行了汇总分析，发现该健康管理群体的健康危险因素存在如下情况：人群中61.0%膳食结构不合理，29.2%缺乏身体活动，14.4%吸烟，27.5%被动吸烟，3.0%饮酒过量，3.0%经常熬夜。据此得出结论：健康管理工作应该是全方位的、全覆盖的生命健康保障体系。树立健康意识、掌握健康知识是健康管理工作的第一步；提高人群的健康认识，建立起行之有效的健康管理路径，做到防患于未然，是健康管理工作的第二步；在健康管理过程中普及健康理念、提供健康保障措施是第三步。

群体健康信息亦可提供基础数据和结果数据，用来评价人群健康管理效果，如行为因素流行率、患病率等，以促进健康管理工作的完善和发展。作为健康管理工作者，应学会充分利用个体和群体的健康信息，进行准确的健康教育指导和适宜的健康干预工作。

第三节 智 慧 医 疗

传统的信息技术对于数据的存储、处理能力十分有限，以统计软件SPSS为例，当统计个案超过10万以后，统计能力将大大减弱。随着医疗行业的改革，"互联网＋医疗"的发展，信息技术的进步，特别是大数据、云计算、物联网等新兴技术的发展，智慧医疗开始得以飞速发展，开辟了健康管理信息化的新时代。

一、智慧医疗的概念

智慧医疗是将信息技术充分应用到医疗领域中，支持医疗信息、设备信息、药品信息、人员信息、管理信息的数字化采集、处理、存储、传输、共享等，实现物资管理可视化、医疗信息数字化、医疗过程数字化、医疗流程科学化、服务沟通人性化。

智慧医疗是一个以患者信息为本的协作体系，该体系把患者的基本信息、健康信息、医疗服务信息等相关信息整合在一起，以期达到诊疗精确化、成本集约化和就诊便携化，最终实现疾病有效预防的目的。同时，智慧医疗也是一个建立在信息丰富、完整的基础上，跨部门、面向患者的信息体系：医疗机构可以提高管理效率、优化服务流程；医务人员可以提升诊疗水平和工作效率；患者可以更加便捷高效地就诊，随时随地地了解自己的电子健康信息；药品和医疗器械供应链中的供应商、物流企业可以准确地掌握医疗机构的库存信息，提前部署配送，节约双方的仓储成本；保险公司可根据患者个体和人群疾病谱的变化，有效地、有针对性地提供保险服务，从而促进流程发展，使整个社会的医疗资源得到充分、合理利用。

二、智慧医疗的关键技术

除了依赖于传统信息技术中的数字技术、网络技术、多媒体技术和信息安全技术外，智慧医疗还依赖很多新兴技术，包括大数据技术、移动互联网技术、云计算技术和物联网技术。需要注意的是，这四项技术设计的范围存在一定程度的重合。

（一）大数据技术

1. 健康大数据的概念

健康大数据是指健康医疗活动产生的数据的集合，既包括个人全生命周期过程中，因免疫、体检、治疗、运动、饮食等健康相关活动所产生的大数据，又涉及医疗服务、疾病防控、健康保健和食品安全等多方面数据的聚合。近几年信息技术的高速发展，使得海量数据的捕捉、存储、管理和处理分析成为可能，大数据在优化资源配置、节约信息连接成本、提供决策依据等方面具有重要价值和潜力。

健康大数据从概念上来说，主要包括三部分数据：面向医院的电子医疗档案（EMR）、面向区域卫生的电子健康档案（EHR）和面向个人的个人健康档案（PHR）。其中，电子医疗档案是在一家医疗机构内存储的诊疗信息，电子健康档案是区域化共享的健康信息，个人健康档案是包含自我管理在内的个人健康信息。随着云计算技术的发展，健康大数据的云数据化过程是一个必然的趋势。

2. 大数据的数据管理和处理体系

大数据的分层架构根据数据的流向自下而上分为五层，跟传统的数据仓库类似，分别为数据采集层、数据处理层、数据分析层、数据访问层及数据应用层。大数据的分层架构如图 3-1 所示。

同时，大数据的分层架构跟传统数据仓库也有所不同，同一层次，为了满足不同场景的要求，会采用更多的技术组件，体现百花齐放的特点，这是大数据技术的难点。

（1）数据采集层：既包括传统的 ETL 离线采集，也有实时采集、网络爬虫解析等方式。

（2）数据处理层：根据数据处理场景要求不同，可以划分为 Hadoop、MPP、流处理等。

（3）数据分析层：主要包含了分析引擎，比如数据挖掘、机器学习、深度学习等。

（4）数据访问层：主要为实现读写分离，将偏向应用的查询等能力与计算能力剥离，包括实时查询、多维查询、常规查询等应用场景。

（5）数据应用层：根据企业特点的不同划分为不同类别的应用，比如针对运营商，对内有精准营销、客服投诉、基站分析等，对外有基于位置的客流、基于标签的广告应用等。

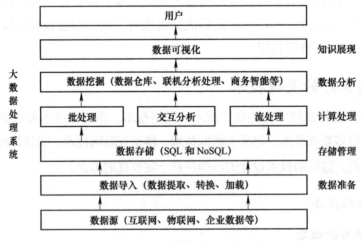

图 3-1　大数据的分层架构

3. 健康大数据的应用

（1）应用背景。

传统医疗行业存在一些突出的问题，比如大病、小病都找三甲医院，但优质的医疗资源十分有限，医生的精力也十分有限，使得医生的价值无法得到充分发挥；医学信息也存在不对称的情况，预防、康复知识匮乏，病人缺乏主动参与；医院传统的医疗数据存储总量不大，且各个医疗机构之间存在比较大的差异，医疗信息化水平不一。在这种背景下，医疗大数据的发展为有效解决这些问题提供了新的思路。

（2）应用现状。

虽然健康大数据行业还处于起步阶段，但大数据技术已被应用到健康医疗的各个方面。对于医疗机构而言，医疗大数据的分析结果将帮助医疗机构进行科学决策，提高管理和诊疗水平。医疗大数据是和医疗信息化紧密相连的，医疗机构的信息化，尤其是电子病历系统的完善是实现临床数据分析的重要条件，同时大数据技术也将加速医疗信息化的进程；对于医药企业而言，在追赶"大数据＋互联网"的潮流中有多条路径可供选择，相比缺乏盈利模式的"医疗＋医药"产业链建设，可穿戴医疗设备的研发制造和基于生物大数据的新药研发市场前景更为明确，是医药企业真正的发展机会；对于医护工作者而言，"大数据＋互联网"将为医护工作者提供线上诊疗、医护上门的额外收入，同时便于打造个人品牌。此外，通过电子病历、病例交流共享、用药助手等实现精确诊疗，简化工作流程，有助于缓解医患矛盾；对于保险服务业而言，传统意义上的保险服务处于医疗链条的末端，患者在治疗结束后向保险公司理赔，而"互联网＋大数据"为健康行业从末端扩展到健康管理、医疗服务的前端提供了机会。目前各大保险企业纷纷加快健康医疗布局，探索、建立基于新技术的健康管理服务模式。

通过对健康大数据的分析应用，推动建立覆盖全生命周期的，预防、治疗和健康管理一体化的健康服务模式，这是未来健康服务管理发展的新趋势。

（3）养老领域的应用。

老年人健康大数据的意义在于建设智能化、一体化的智慧健康服务平台，实现养老机构、社区、医疗护理机构、退休人员管理服务机构的合理互联、信息共享共建，为远程健康医疗服务提供专业的医疗诊断与干预服务能力，为养老机构开发智能化、个性化的服务提供科学依据，推动老年人的健康服务智慧化。

目前，各地政府都在建设老年人大数据中心，为老年人群体建立统一的服务需求档案及健康档案，实现家人、护理人员、养老机构、养老服务企业、社区医院、公益社会组织、志愿者等能为老年人提供个性化、定制化的养老生活、健康保健、政策咨询、心理咨询、法律援助等服务；同时在大数据体系的基础上建立智慧养老服务调度系统，加强对养老服务的监测监管，加强对闲置养老资源的利用，通过大数据技术对养老服务调度系统中的各类数据进行分析，建立可靠模型，长期跟踪、动态更新、预测预警各类养老数据信息，掌握养老服务数据的变化，管理养老服务各个环节，为养老政策的制定和完善提供有力的数据支持。

养老大数据平台的主要功能包括：老年人、养老服务机构、社区服务点等养老信息统计；养老服务质量评价评估；养老服务质量稽查管理；养老服务全程跟踪监控；老年人养老服务预报预警；养老服务综合分析评价等。其目的在于实现老年人养老服务需求一键化、订单响应快速化、派单服务标准化、服务过程公开化、服务质量可量化、服务监管可视化、政府补助透明化、养老服务科学化，及时高效地为老年人提供全方位、多层次、多元化的养老服务。养老大数据平台示意图如图 3-2 所示。

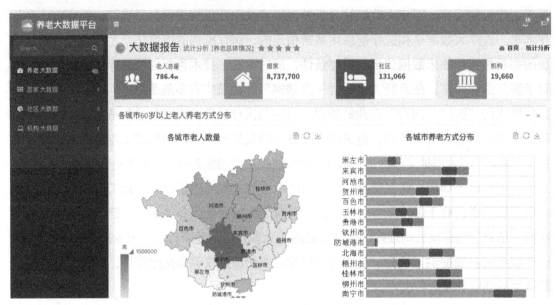

图 3-2　养老大数据平台示意图

健康大数据分析功能如图 3-3 所示。

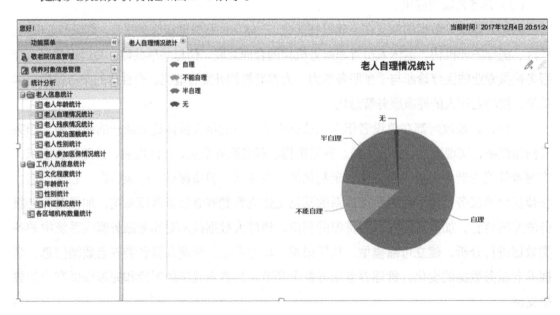

图 3-3　健康大数据分析功能

老年人意外数据统计应用如图 3-4 所示。

疾病诊断	痴呆	无
	精神疾病	无
	慢性疾病	
近30天内意外事件	跌倒	无
	走失	发生过3次及3次以上
	噎食	无
	自杀	无
	其他	

图 3-4　老年人意外数据统计应用

机构大数据统计需求如图 3-5 所示。

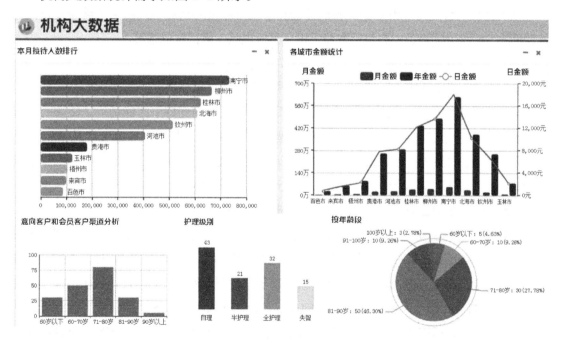

图 3-5　机构大数据统计需求

（二）移动互联网技术

1. 移动互联网和移动医疗的概念

移动互联网通常理解为以移动通信网作为接入网络，以移动终端作为媒介，来获取和处理信息及服务。简单来说，移动互联网就是通过手机、平板电脑等便携式智能设备实现网络连通，随时随地获取信息和服务。

大数据技术的深入发展促进了移动通信技术在医疗保健行业的应用，出现了移动医疗（Mobile Health）的概念。移动医疗是把计算机技术、移动通信技术以及信息技术应用于整个医疗过程的一种新型的现代化医疗方式，它是面向社会的，通过全面地收集、整合医疗信息来提供医疗服务和健康管理服务的复杂系统。

2. 移动互联网的核心技术

（1）移动通信技术

移动通信技术已经历了 1G、2G、3G、4G 四个阶段，正进入 5G 阶段。移动通信的 1G 技术由于是模拟技术，无法实现文字传输。之后移动通信技术通过 2G、3G、4G 几代的发展，通信速度得到了大幅提升。正是由于 3G、4G 通信技术的出现，使得移动通信进入高速传输时代，这也成为移动互联网产业得以迅猛发展的重要原因。而目前，5G 技术马上进入商用阶段，移动通信正在向万物互联的时代迈进。

（2）智能终端设备

移动互联网智能终端设备是一种能够连接移动互联网并搭载应用服务的终端设备。目前常见的智能型终端设备主要包括智能手机、平板电脑、笔记本电脑等。

（3）智能终端操作系统

操作系统是管理和控制计算机硬件与软件资源的计算机程序，是直接运行在"裸机"上的最基本的系统软件，其他任何软件都必须在操作系统的支持下才能运行。传统的智能终端设备，如笔记本电脑，其操作系统的典型代表有 UNIX、Linux、OS/2 以及 Windows 操作系统等，其中微软的 Windows 操作系统占据市场的绝大多份额。从微软 1985 年推出 Windows 1.0 以来，Windows 系统从最初运行在 DOS 下的 Windows 3.x，到现在风靡全球的 Windows 98/2000/XP/7/8/10，几乎成了操作系统的代名词。

手机操作系统主要用于控制和管理手机 CPU 工作，进行手机内存的分配与管理，负责对手机内文件的组织、存储、操作和保护，并能对手机的输入、输出进行管理。而智能手机的操作系统是一种运算能力及功能均比传统手机更强的操作系统。目前使用最多的操作系统有谷歌公司的 Android 系统和苹果公司的 iOS 系统。Android 系统是目前市场占有率最高的手机操作系统，据统计，2018 年其占有率高达 85%；iOS 系统则以软件与硬件整合度高、界面美观易操作、安全性强的特点备受消费者青睐。

（4）Web2.0 技术

Web2.0 指的是一个利用 Web 的平台，由用户主导而生成内容的互联网产品模式。Web2.0 不是一个具体的事物，而是促成这个互联网发展阶段的各种技术和相关产品与服务的总称。Web2.0 主要包括：丰富互联网应用的移动 Ajax 技术，实现应用聚合的移动 Mashup 技术，支持桌面应用且具有良好交互性的移动 Widget 技术和促进用户参与、用户定制的 Wiki 技术。

（5）移动业务辅助技术

为了支持新型移动互联网的业务和应用，针对移动网络中无线资源的有限性、无线环境动态变化的特点，需要提供一些辅助技术，包括高质量的移动视频编解码技术和视频传输技术、获取用户位置信息的移动定位技术，满足手机用户对搜索结果的高精度要求的移动搜索技术等。

3. 移动互联网的应用

通过移动医疗 App 可以实现院内服务向院外的延伸，患者通过移动智能终端即可随时随地获取诊前、诊中、诊后一站式医疗服务信息，建立患者与医院之间持续、连贯的沟通新渠道。

（1）移动医疗 App 服务患者的应用。

通过"智能分诊"功能帮助患者明确诊治方向。"智能分诊"功能能模拟医生问诊，正确指导患者根据自己的症状和病情选择就诊科室，患者在就诊前可以对自己的病情进行简单评估。App 中建立了众多的疾病描述以及对应科室的数据库。通过模糊录入患者症状，系统会列出更详细的子条目供患者选择，并为患者推荐合适的科室就诊。"智能分诊"功能可以大大减少患者向人工服务台排队问询，改善多次挂号造成时间浪费的现象。

通过"预约挂号 / 候诊队列查询"功能可缩短排队挂号及候诊时间。患者或家属可直接通过医院 App 进行普通门诊和专家门诊的挂号和结算，凭挂号支付成功短信直接到科室就诊，无须到医院窗口排队取号。

通过"科室医生"功能让患者实现点名就诊。App 中的"科室医生"功能涵盖了全医院各科室医生的简介、坐诊时间及预约号源数。就诊患者可据此自主选择医生，点名就诊。

通过"信息查询"功能帮助患者查询就诊信息。"信息查询"功能为患者提供就诊时产生的各种记录的查询服务，包括预约、费用、检查和检验等历史信息。

通过"用药提醒"功能促进健康管理。患者可能因为不清楚或忘记医生所指示的用药方法，导致因治疗计划不能有效落实而影响治疗效果，特别是对长期依靠药物治疗的慢性病患者。利用移动医疗 App 的"用药提醒"功能，患者可在线读取一定时段内的处方或手动添加用药信息，根据系统发出的提醒，按时用药。

通过"出院随访"功能提高随访率，有效跟踪患者病情。医院相关科室对已出院的慢性病患者会定期随访。通过 App 中的"出院随访"功能，不仅可以直接准确地找到患者本人，通过一系列随访问答获悉患者出院康复的基本情况，还可以协助患者根据自己的时间在方便的时候接受随访，并自动提交到医院后台相关科室。此举既减轻了护理人员的工作量，也大大方便了患者，有利于提高随访成功率。主管医生可以通过移动医疗 App 动态掌握患者病情并进行相关指导，保证患者顺利康复，扩大医院服务的外延。

通过"满意度调查"功能持续改进服务质量。App 中的"满意度调查"功能可以让患者方便快捷地对诊疗体验进行评价，有利于医院准确、及时地发现问题并加以改进，有利于服务水平的不断提升。

App 应用中的"专家在线""健康宣教"等其他功能都赋予了医院服务更多的内涵，"图片新闻""医院简介"功能也有利于医院宣传工作的开展和进一步提高知名度，"导医服务"功能中包含的医保政策和物价公示等信息，可供患者根据需要自主查询。

（2）移动医疗 App 面向医护人员的应用。

移动医疗 App 可以协助医院开展医政管理。移动医疗 App 不仅向医护人员推送重要信息，如医院重要通知、医生工作绩效指标等，还包括医疗护理管理制度，以增强医护人员医疗安全意识，规范诊疗行为，降低医疗风险。

移动医疗 App 可以辅助医生进行诊疗工作。医生可通过 App 查看患者的化验检查结果，随时掌握患者的健康信息。App 中的药物手册可帮助医护人员随时查看药物说明及配伍禁忌，便于医生开具处方。门诊安排和工作提醒信息，可帮助医生随时随地通过手机查看出诊时间、手术安排等，为医生的医疗工作提供便利。移动医疗 App 还能够为医护人员提供有价值的临床诊疗知识库和医学文献，引领医护人员向着提升工作效率、提高工作质量的方向发展，以更好地推进医疗服务体系建设。

（三）云计算技术

1. 云计算的概念

到目前为止，云计算仍然没有一个统一的定义，它是一个抽象的概念，并不是特指某种技术或者标准。目前广为接受的是美国国家标准与技术研究院（NIST）给出的定义：云计算是一种按使用量付费的模式，这种模式提供可用的、便捷的、按需的网络访问，进入可配置的计算资源共享池（资源包括网络、服务器、存储、应用软件、服务），这些资源能够被快速提供，只需投入很少的管理工作或与服务供应商进行很少的交互。

云计算离不开以下几个要素：

（1）硬件、平台、软件和服务都是资源，并通过网络以服务的形式提供给用户。

（2）可以根据需要动态扩展和配置这些资源。

（3）在物理上这些资源是以分散的方式分布在网络上的不同位置，但在逻辑上已经通过技术方式以整体单一的方式对外呈现。

2. 云计算的基本架构

一般来说，目前大家比较公认的云架构划分为基础设施层、平台层和软件服务层三个层次，对应名称为 IaaS、PaaS 和 SaaS。云计算的基本架构如图 3-6 所示。

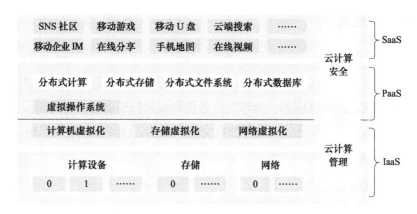

图 3-6 云计算的基本架构

IaaS，英文全称为 Infrastructure as a Service，中文名为基础设施即服务。IaaS 主要包括计算机服务器、通信设备、存储设备等，能够按需向用户提供计算能力、存储能力和网络能力等的 IT 基础设施类服务，也就是能在基础设施层面提供的服务。IaaS 能够得到成熟应用的关键在于虚拟化技术，通过虚拟化技术可以将形形色色的计算设备统一虚拟化为虚拟资源池中的计算资源，将存储设备统一虚拟化为虚拟资源池中的存储资源，将网络设备统一虚拟化为虚拟资源池中的网络资源。当用户订购这些资源时，数据中心管理者直接将订购的份额打包提供给用户，从而实现基础设施即服务。

PaaS，英文全称为 Platform as a Service，中文名为平台即服务。如果以传统计算机架构中"硬件 + 操作系统 / 开发工具 + 应用软件"的观点来看，那么云计算的平台层应该提供类似操作系统和开发工具的功能。实际上也的确如此，PaaS 定位于通过互联网为用户提供一整套开发、运行和运营应用软件的支撑平台。就像在个人计算机软件开发模式下，程序员可能会在一台装有 Windows 或 Linux 操作系统的计算机上使用开发工具开发并部署应用软件一样。微软公司的 Windows Azure 和谷歌公司的 GAE，是目前 PaaS 平台中最为知名的两个产品。

SaaS，英文全称为 Software as a Service，中文名为软件即服务。简单地说，SaaS 就是一种通过互联网提供软件服务的软件应用模式。在这种模式下，用户不需要再花费大量投资用于硬件、软件和开发团队的建设，而只需要支付一定的租赁费用，就可以通过互联网享受到相应的服务，而且整个系统的维护也由厂商负责。

3. 云计算的应用——健康云

"健康云"是指以 SaaS（软件即服务）的方式向云计算产业基地所在地区下属所有医院和相关医疗机构提供医院管理和居民健康档案管理应用服务。通过云计算、云存储、云服务、物联网、移动互联网等技术手段，加上医疗机构、医疗研究机构、医疗厂商、专家等相关部门和个人的联合、互动、交流、合作，为医疗患者、健康需求人士提供在线、实时、最新的健康管理、疾病治疗、疾病诊断、人体功能数据采集等服务与衍生产品开发。

（四）物联网技术

1. 物联网的概念

国际电信联盟（ITU）发布的 ITU 互联网报告中对物联网定义如下：通过二维码识读设备、射频识别装置、红外感应器、全球定位系统和激光扫描器等信息传感设备，按约定的协议，把任何物品与互联网相连接，进行信息交换和通信，以实现智能化识别、定位、跟踪、监控和管理的一种网络。

2. 物联网的基本架构

从技术架构上来观察，物联网可以分为三层：感知层、网络层与应用层。

感知层：感知层处在物联网的最底层，由各种传感器网关和传感器构成，包括温度传感器、二氧化碳浓度传感器、二维码标签、湿度传感器、摄像头、RFID 标签和读写器、GPS 等感知终端。感知层的作用就像人的视觉、触觉、味觉、听觉一样，它是物联网获取识别物体、采集信息的来源，主要功能是识别物体、采集信息。

网络层：网络层由互联网、私有网络、无线和有线通信网、网络管理系统和云计算平台等组成，网络层相当于人的大脑和神经中枢，主要负责处理和传递感知层获取的信息，是连接感知层和应用层的桥梁。

应用层：应用层是物联网和用户（包括个人、组织和其他系统）的接口，它与行业发展应用需求相结合，实现物联网的智能化服务应用。

3. 物联网的应用

在医疗物联网中，"物"指的是对象，包括医生、病人、医疗器械、药品等；"网"指的是流程，是医疗和健康管理工作的标准化医疗流程；"联"指的是通过信息交互，将与医疗有关的"物"编织成智能的医疗"网"的过程。

居民健康管理包括健康指标监测（如血压、血糖、血氧、心电等）、智能健康预警、居民健康档案、健康常识等。采用物联网技术，通过体检、评估、预防、咨询等方式，以数字化的形式将处于亚健康的个体自未病到疾病的发展轨迹表达出来，并提出个性化健康干预方案，最大限度实现健康促进和早期预防。医疗物联网能及时监测慢性病患者身体指标的变化，例如使用手持心电监测仪，一分钟内即可自动完成心电数据采集；国外一家公司开发的坐便器，可在慢性病患者使用时自动收集数据信息，并上传到医疗中心的个人健康档案中，进行实时健康管理。

三、智慧医疗在健康管理中的应用

（一）智慧医疗的应用领域

健康管理的过程分为三个步骤：第一步是了解和掌握个体健康现状，开展健康状况检测和信息收集；第二步是评价个体健康，开展健康风险评估和健康评价；第三步是改善和促进个体健康，开展健康干预和健康促进。三个步骤循环往复，开展干预后需要及时更新个体健康信息。同时，个体健康管理的过程在宏观角度上看是一个前瞻性的卫生服务模式，可以为群体健康管理提供相关支持。目前，智慧医疗已经能够在健康管理中的各个环节提供多项服务，基于智慧医疗技术的健康管理一般流程及服务内容如图3-7所示。

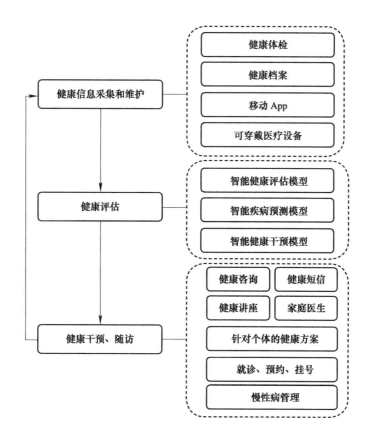

图3-7 基于智慧医疗技术的健康管理一般流程及服务内容

1. 健康状况检测和信息收集

智慧医疗尚未兴起之时，针对个体的健康信息收集停留在健康体检阶段。随着物联网的飞速发展，现在可通过便携式的医疗检测设备、可穿戴医疗设备检测自身的生理状态，这些可穿戴便携设备通过互联网、手机App实现即时的数据共享，从而实现健康数据收集多样化、健康档案管理云存储。

2. 健康风险评估和健康评价

通过智慧医疗开展健康风险评估和健康评价在目前还处于理论研究阶段，尚需要更多的实证研究去支持、验证。目前国内外很多学者都通过大数据提取整合方法，利用数据挖掘技术，成功构建了疾病预测的基本模型。虽然当前开展的基于大数据的疾病风险评估和健康评价研究较少，但是学界的普遍观点认为，智慧医疗的发展将为人群健康大数据的建立提供可靠的条件，是健康管理领域的研究热点，可以采用大数据挖掘、云计算等方法，开展健康风险评估和健康评价，弥补过去流行病学相关研究的不足。

3. 健康干预和健康促进

健康干预和健康促进领域是目前智慧医疗发挥作用最大的领域。在现代健康管理中，依靠手机 App、微信公众号、健康短信等途径，人们可以轻松获取健康信息。在需要就诊的时候，可以通过 App 自助挂号、预约挂号。患有慢性病的病人，可以利用众多应用程序，在医生的指导下制订健康干预方案，并实时得到相关信息提醒，以实现慢性病的健康管理。

概括起来，依靠智慧医疗提供服务的基本流程是：通过传统的（诊断）、新型的（便携、可穿戴设备）信息收集方式收集信息，经过数据处理、存储和分析，在终端获取健康服务。智慧医疗服务流程如图 3-8 所示。作为一名养老护理员，在老年人健康管理中所需要掌握的技能包括：①收集老年人健康信息（掌握传统信息收集方式以及现代便携、可穿戴设备的使用方法）；②通过使用健康管理平台了解、获取健康服务的类别，并及时辅助老人进行健康服务；③能够使用一般的诊疗设备为老年人提供康复护理服务。详细内容将在第四节进行具体讲述。

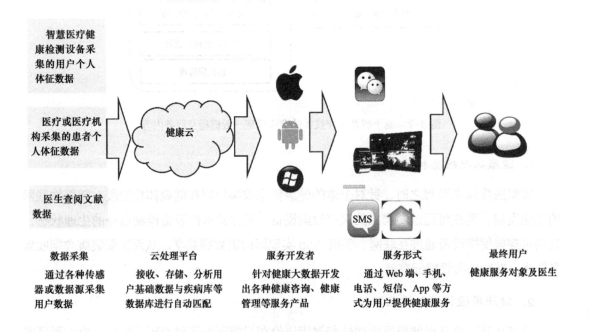

数据采集	云处理平台	服务开发者	服务形式	最终用户
通过各种传感器或数据源采集用户数据	接收、存储、分析用户基础数据与疾病库等数据库进行自动匹配	针对健康大数据开发出各种健康咨询、健康管理等服务产品	通过 Web 端、手机、电话、短信、App 等方式为用户提供健康服务	健康服务对象及医生

图 3-8 智慧医疗的服务流程

（二）智慧医疗的应用场景

1. 机构型服务

机构型服务是指以医院、养老院、疗养院、体检中心等专业的综合性服务机构为核心，进行健康管理的服务模式。在一个以机构为核心的场所，为个人或群体提供饮食起居、清洁卫生、生活护理、健康管理、医疗康复、中西医养生、养老服务和文体娱乐活动等综合性服务内容。它可以是独立的法人机构，也可以是附属于医疗机构、企事业单位、社会团体或组织、综合性社会福利机构的一个部门或者分支机构。在此场景下，健康管理信息化以机构整体保障、管理、运营、服务为核心，提供信息化服务。智慧医疗机构型服务场景如图3-9所示。

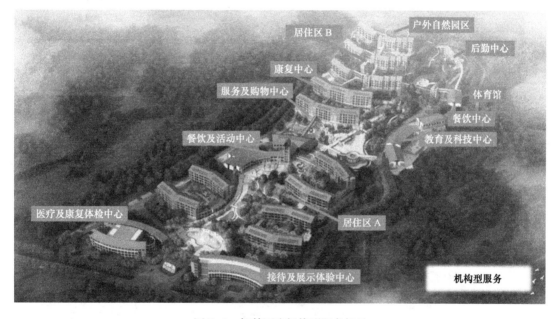

图3-9 智慧医疗机构型服务场景

2. 社区型服务

社区型服务是指依托社区资源，服务社区，功能涵盖机构服务、社区服务和居家服务三方面。通过健康管理信息化服务平台及健康社区（健康小屋），为居民建立大健康管理档案，提供自测及深度检测等服务，并可进行健康评估及健康干预等服务；通过先进的设备设施及系统技术的引入，提升社区公共安全保障；依托服务平台并整合社会服务资源，精准有效地提供便民综合服务；通过智能家居、智能穿戴设备等为居民提供安全、安逸、安心的居家服务；同时，为志愿者提供良好的平台与场所，在服务对象、服务项目、服务培训、服务管理等各方面助力志愿者服务。智慧医疗社区型服务场景如图3-10所示。

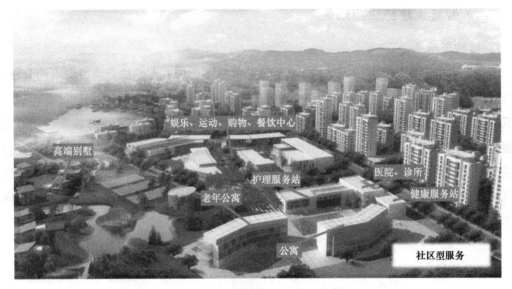

图 3-10 智慧医疗社区型服务场景

3. 居家型服务

居家型服务是指以居家环境为主要场景，确保居家健康服务的安全，可为有需求的居民住宅安装水、暖、电、气、门禁卡、身体等的监控设备，还可提供智慧化穿戴产品、防走失产品等，可以提供 24 小时健康监管与服务。通过智慧的终端设备、智慧的用户服务和智慧的运营管理，在真正意义上实现网络化、智能化的居家健康服务。智慧医疗居家型服务场景如图 3-11 所示。

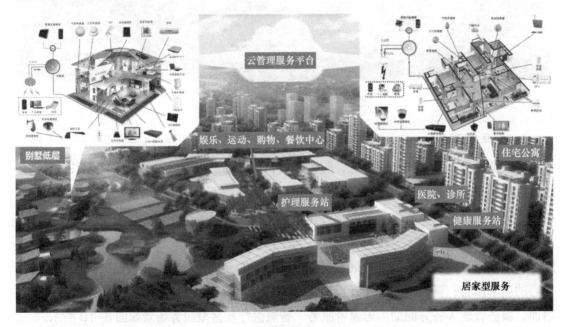

图 3-11 智慧医疗居家型服务场景

第四节　健康管理信息化平台应用实务

前三节重点介绍了健康管理相关信息系统的基本情况，本节重点围绕与健康管理信息平台有关的基本操作实务，重点关注一些新型的、可为老年人提供服务的便携式设备，以及以传统和新兴技术为基础的信息平台数据管理。

一、智能化信息采集

本书在第二章第三节详细介绍了健康信息采集的相关知识以及老年人健康信息的来源。随着物联网技术在健康领域的应用，产生了许多便携、可穿戴的医疗设备，这些设备通过信息技术，能够实时将收集到的健康信息传递给服务器，动态地了解老年人相关生理情况。本部分内容着重介绍一些新科技产品，以及老年人可能会用到的便携、可穿戴设备。

（一）养老机构智能化信息采集系统

养老机构需要为老年人建立健康档案，记录老年人的基本信息、健康信息、生活信息、医疗服务信息等。采用人工记录的纸质档案方式显然已经无法满足现代化管理需求和数据检索需求，而采用人工记录的电子档案虽然能够满足数据检索需求，但无法做到24小时对老年人健康数据的记录，因此需要建立智能化健康信息采集系统，24小时不间断地对老年人的健康信息进行采集。老年人入住养老机构信息采集的流程如图3-12所示。

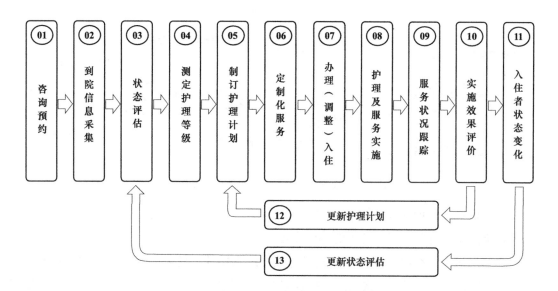

图3-12　老年人入住养老机构信息采集的流程

上述流程为养老机构标准化的 PDCA（计划、实施、评价、纠正）科学管理方式，从咨询预约环节就已经开始对老年人进行信息采集，当老人进入养老机构系统后，会继续完善老人的基本信息；而智能化健康信息采集系统会通过健康检查设备自动采集老人的健康数据，根据采集的健康数据自动制定护理服务供老人选择；老人入住养老机构后，智能化健康信息采集系统会不间断地采集老人在养老机构的生活数据、健康数据、服务数据；当老人健康状态发生变化时，智能化健康信息采集系统会重新制定适合老人健康状况的护理服务。智能化健康信息采集系统由物联网、人联网、互联网组成。物联网将安全监测设备、健康监测设备（或者传感器）、生活（吃、穿、住、用、行）数据采集设备（或者传感器）等进行关联，从而达到健康信息的智能化采集。

健康信息的自动采集通过老年人的居住环境、户外行动、设备体检、饮食、康复、就医等途径进行。目前老年人居住环境中常见的设备及传感器如图 3-13 所示。

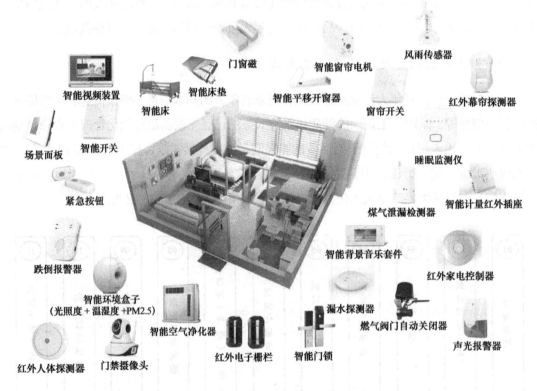

图 3-13　老年人居住环境中常见的设备及传感器

在养老机构提供健康体检服务过程中，健康信息采集系统会通过养老机构体检设备主动采集健康信息，目前老年人常用的体检设备如图 3-14 所示。

健康信息采集系统除了通过物联网进行数据的采集外，还需要通过其他软件系统来完善信息的采集，包括：通过餐饮系统采集老年人每日进食信息，通过健康服务类系统采集康复治疗信息，通过用药系统采集老年人的用药信息，通过医疗系统采集老年人的医疗信息，通过住院系统采集老年人的住院信息，通过手术系统采集老年人的手术信息，通过心理辅导系统采集老年人的心理治疗信息等。

智能化健康信息采集系统通过全方位的信息采集，形成健康档案大数据库，同时提供标准化的数据检索服务，为养老机构、老年人自身、老年人家人等提供健康信息查询、健康状态分析、健康恢复干预等服务。

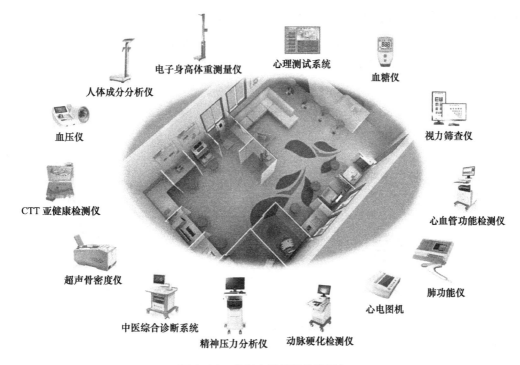

图 3-14 老年人常用的体检设备

（二）便携、可穿戴医疗设备

1. 便携、可穿戴医疗设备的定义

便携、可穿戴医疗设备是指便于携带的、可以穿戴于人身上的各类智能医疗设备。将医疗设备可穿戴化，不仅可以随时随地监测血糖、血压、心率、血氧含量、体温、呼吸频率等健康数据，而且可用于各种疾病的治疗。

2. 便携、可穿戴医疗设备的作用

首先，穿戴用户可以随时随地监测自身的健康数据，进行自我诊断。在这一过程中，可穿戴设备使用的数据均来自于云数据分析平台，数据分析平台不断整合用户穿戴设备的新旧数据，更新完善数据库，使得智慧医疗得到真正意义上的实现。

其次，可穿戴医疗设备将会使远程医疗服务变得更加快捷和有效，并更方便于提供个性化的远程医疗服务。同时，在数据处理方面，通过建立大数据分析平台，所有的信息都会变得一目了然，患者也可通过穿戴设备直接获取诊疗、体检报告。

最后，可穿戴医疗设备在健康管理体系中具有重要意义。以预防为主的健康管理体系，最关键的就是建立健康档案管理平台以及病例信息电子化，通过可穿戴设备可以建立信息平台，为用户提供相应的分析数据，预防疾病的发生。

3. 可穿戴医疗设备的类型

目前市场上可穿戴的医疗设备形态各异，主要包括智能眼镜、智能手表、智能服装、智能手环、智能腰带、智能袜子、老人专用智能手机、四诊仪等。通过智能穿戴设备可以对老年人的行动过程进行记录，再通过信息采集系统可以实现对老年人健康信息的实时采集。目前常用的智能穿戴设备类别如图 3-15 所示。

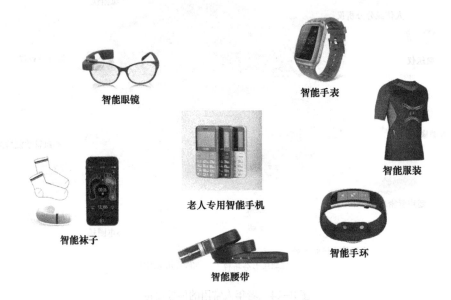

图 3-15　常用的智能穿戴设备类别

4. 养老服务机构对智能穿戴设备的主要需求

（1）具有应急救助服务功能。能够帮助老年人和服务中心座席（或老人家属、责任社工）进行直接通话，而不需要老人等待服务中心回拨电话，以免延误救助时间。

（2）具备应急救助电话监听功能。当电话接通后老人不需要说话，服务中心座席人员可通过监听老人所处环境的声音做出判断。

（3）对于高龄独居老人，除了要有监听功能，还要有可视功能。当老年人按下应急救助键后，能够打开房间内的摄像头（摄像头在平时处于关闭状态，以保护老年人隐私），第一时间将视频信息发送到服务中心座席（或者家属、责任社工的手机上）；同时，摄像头的应用为未来远程医疗、专家坐诊、视频会议奠定了应用基础。

（4）防误拨功能。根据个别城市现有一键通呼叫器的实际使用情况来看，老年人经常会不小心碰到按键，导致误按，影响服务中心的正常服务工作，也影响用户的生活。

（5）对于老年人外出使用的智能穿戴，同样要考虑到其切实需求：和家属的通话需求、紧急救助的需求，以及在发生状况时，可以实现对智能终端的定位。对于部分智障老人，还要求能够提供对智能终端的主动搜寻定位和围栏报警功能。同时，由于老年人普遍健忘，要求智能终端具备待机时间长（规避手机待机时间短的缺点）、低电量提醒的功能。

（6）作为智能型终端，考虑到未来的发展趋势以及政府服务的多层级化，需要能够通过智能型终端实现对服务人员的满意度考核、政府购买服务的电子支付、家属的短信关怀等功能。

5. 老年人常用的便携、可穿戴医疗设备

（1）便携式智能血压仪

高血压是老年人常见慢性病，因此，对老年人血压的日常监测具有重要意义。通过蓝牙可将便携式智能血压计与智能手机中的客户端进行连接，并将各种实时监测数据进行汇总和分析，自动生成数据表格，提供给患者或者医生。随着技术的发展，血压仪能够提供更加强大的监测功能，可以用来预防即将发生的中风或心脏病，并且要比其他预测方法更加有效。目前，更加智能、方便，且单纯依靠手指测量血压的设备已经面世。由于不同类型的便携式智能血压仪工作原理有所差别，所以需要用户按照产品说明书进行操作。

（2）便携式血糖仪

便携式血糖仪一般由四部分组成：便携式血糖仪机器、试纸条、采血笔和采血针头。目前，便携式血糖仪使用规范在我国已经形成专家共识，其基本的操作步骤包括：①将采血针头安装到采血枪，并调节好深度；②将血糖仪调节成试纸条的型号；③用医用酒精给要采集血液的手指消毒；④用干棉棒擦拭干净；⑤把试纸条插到血糖仪上；⑥用采血笔刺破手指取血；⑦将血滴到试纸条的感应区；⑧用干棉棒按住伤口止血；⑨等待结果。

（3）中医四诊仪

中医四诊仪由舌面模块、脉象模块、问诊（体质辨识）模块、数据管理模块、传感器、内置数据处理工作站等组成，融合了大量现代科技成果以及众多中医专家的临床经验，将中医舌诊、面诊、脉诊、问诊整合在一起，可提供中医诊断信息客观采集与分析、慢性病管理等覆盖中医医疗与预防保健体系各层面的技术服务。

① 舌面模块：在特定的光源环境下，采用照相机获得患者舌、面部位的图像信息，运用国际照明委员会（CIE）色差公式和支持向量机（SVM）、主动形状模型（ASM）等多项成熟先进技术，对舌体及面部图像的颜色、纹理、轮廓进行特征提取，将这些特征值与特征数据库中的阈值进行比对，给出舌象、面色分析结果。

② 脉象模块：采用特定触力面的压力传感器，对受试者脉搏压力信号进行采集，通过传感器将其转换为压力波的电信号，然后提取电信号中具有代表性的幅度值与时间值，与特征数据库中的阈值进行比对，给出脉象分析结果。

③ 问诊模块：系统采用中华中医药学会《中医体质分类与判定》（ZYYXH/T157—2009）标准，通过问诊模块的人机交互，自动分析、给出体质辨识结果。

④ 数据管理模块：信息输出丰富，查询统计快捷，可输出图示化、定量化的中医四诊

信息，为中医临床疗效评估与科研提供参考依据；可将中医四诊信息接入医院信息系统，支持中医电子病历建设；可提供高级查找、信息回放、历次数据对比等功能，最大限度满足医生的应用需求。

中医四诊仪的问世，实现了现代科学技术与传统中医的对接，现已广泛应用于中医临床重大课题研究、中医院信息化、中医治未病工程、社区中医项目、中医健康体检、中医健康服务等领域。中医四诊仪及面诊、舌诊检测结果如图 3-16 所示。

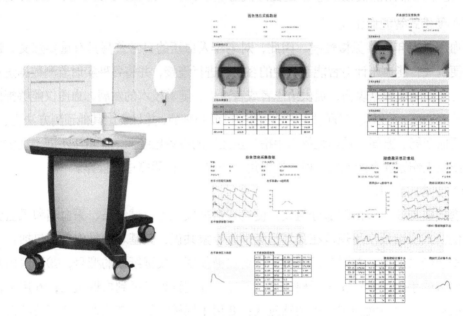

图 3-16　中医四诊仪及面诊、舌诊检测结果

（4）其他便携、可穿戴新设备

①可穿戴纹身：可穿戴纹身设备质地柔软，可以像纹身一样贴在皮肤上，通过一张类似纹身的贴纸将心电、肌电等多种身体信息传输到终端，可监测体温、血流量和皮肤水分等。可穿戴纹身将毫无察觉地完全融入用户的身体内，自然而然地成为用户身体的一部分。无论在医疗还是人机交互领域都有广阔前景，也被认为是可穿戴设备的终极传感器形态。例如"电子纹身温度计"是一个直接贴在人体表面的超薄电路，主要用来监测人体的温度，并且可以通过静脉血液中热能的流动情况，了解人体血液循环与血管扩张收缩的情况。

②智能头带：智能头带是为偏头痛患者研发的一款可穿戴设备。例如，Cefaly 是一款小型、便捷的处方器械，用户在使用过程中通过自粘电极将该款器械固定在前额中心、眼睛正上方，其两端则架在耳朵上面，头带中间的自粘电极位于双眼之间。随后，这款器械会将电流输送到皮肤及皮下组织，以刺激与偏头痛有关的三叉神经分枝。在电极的作用部位，用户会有刺痛感或按摩感。

③智能眼镜：智能眼镜是一款别具特色的可穿戴设备。例如"谷歌眼镜"，医生可以通过佩戴智能眼镜访问医疗报告、住院病人所在位置以及病例信息等；通过智能眼镜的视频功

能，与患者进行非语言形式的交流，自动识别患者所指的身体疼痛部位；在手术中，可以通过第一视角将手术操作画面呈现给学生，或将手术过程以视频形式保存，用于教学或者会诊等。

④智能 T 恤：智能 T 恤是一款可全天候监测身体健康状态的可穿戴设备。在白天，可以测量心率、步数、热量消耗、呼吸等数据；在晚上，它还能追踪睡眠和环境，包括睡觉的姿势以及心跳和呼吸活动。所有数据会通过蓝牙同步到配套的应用程序当中，或者在线上传以供远程实时查看。

⑤智能手环：智能手环支持活动、锻炼、睡眠等模式，可以记录用户营养情况，拥有智能闹钟、健康提醒等功能。通过这款手环，用户可以记录日常生活中的锻炼、睡眠和饮食等实时数据，并将这些数据与手机等设备同步，起到通过数据指导健康生活的作用。智能手环是目前市场上发展前景最为可观的可穿戴智能设备。

⑥智能腰带：智能腰带是一款佩戴在腰部的智能可穿戴设备，腰带内嵌入了一枚传感器，能够通过蓝牙与手机连接，并对用户的下背部进行监测，一旦用户坐姿不正确，腰带会通过震动来提醒用户。此外，智能腰带还能对用户的日常活动进行追踪，比如站、坐、走路、跑步的时间等，并可以在每天结束的时候给用户评分。

二、数据库管理

智慧医疗在健康管理领域发挥越来越重要的作用，使老年人健康数据收集、分析工作实现高度智能化。但是作为一名机构养老护理管理人员，利用传统信息平台实现数据管理、数据分析仍然很有必要。

目前，支持数据管理的软件平台有很多，如 EpiData、Dataload 等。数据完成录入后，需要对其进行统计分析，SAS、SPSS、Stata 等软件是专业的数据统计分析软件，Excel 也可以做简单的数据统计分析。需要注意的是，Excel、SPSS 可以直接录入数据，但其数据管理功能的专业性远不如 Epidata。EpiData 生成的数据库可以转换成各类统计软件能够使用的文件类别，因此，本部分内容以 EpiData 为例，讲解数据库的建立，并对统计学知识做简单介绍。

EpiData 是一个用于录入各种调查问卷数据及处理相关信息的计算机程序。EpiData 既适合单一问卷的数据处理，也可用于多问卷的数据处理工作。

1. EpiData 系统的安装

EpiData 系统的安装可按照系统安装文件的提示进行。

2. EpiData 的文件类型及作用

常见的 EpiData 文件类型包括 QES 文件、REC 文件、CHK 文件和 INI 文件。QES 文件是调查表文件，REC 文件是数据库文件，CHK 文件是核查文件，INI 文件是配置文件。

3. Epidata 的界面

打开 EpiData 程序文件，可以见到其初始状态窗口，如图 3-17 所示。

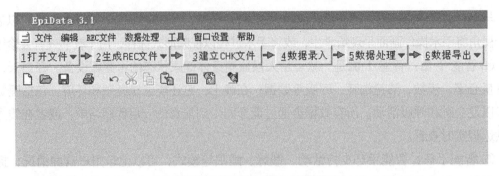

图 3-17　EpiData 窗口示意图

从 EpiData 初始状态窗口可以看出，数据录入及处理流程主要有 6 个步骤。

（1）打开文件：建立新 QES 文件，包括确定变量、内容提示、确定录入格式等。

（2）生成 REC 文件：由 QES 文件自动生成 REC 文件，从而可使用本文件进行数据录入。

（3）建立 CHK 文件：编写检验程序，从而可以实现自动审核、过程控制等功能。

（4）数据录入：录入上一步自动生成的数据文件。

（5）数据处理：浏览、处理数据及统计资料。

（6）数据导出：输出及转换数据，可将录入的数据转换成各种软件（如 SAS、SPSS、Excel 等）能够使用的数据文件。

4. 制作调查表描述文件

（1）新建一个调查表描述文件。单击"文件"→"生成调查表文件 (QES 文件)"，自动建立一个名称为"EpiData 文件 1"的空白调查表描述文件，如图 3-18 所示。

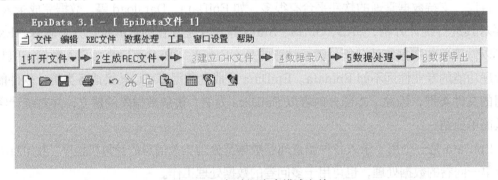

图 3-18　新建调查表描述文件

把空白的调查表描述文件"EpiData 文件 1"进行保存并修改文件名。选择"文件"→"另存为"命令，弹出对话框，指定新的文件名如"民意调查 .qes"，单击"保存"按钮即可。

（2）输入语句格式。基本格式为：变量名　[变量提示符]　变量域　[注释]　或　[变量提示符]　{变量名}　变量域 [注释]

其中，方括号项目为可选项。

命令举例：

name 姓名 ＿＿＿＿＿

sex　性别　#　（1）男　　（2）女

year　年龄　##

edu　文化程度　#　（1）没上过学　（2）小学　（3）初中　（4）普通高中　（5）中专、技校或职高　（6）大专及以上

注意：第一，必须有一个变量的名字，如 id、v1 等；第二，要对变量进行描述，如 id "个案号"、v1 "您的性别"等；第三，要用 # 号键定义输入的变量，变量有几个字符长度，就输入几个 # 键。

输入语句格式后的新建文件如图 3-19 所示。

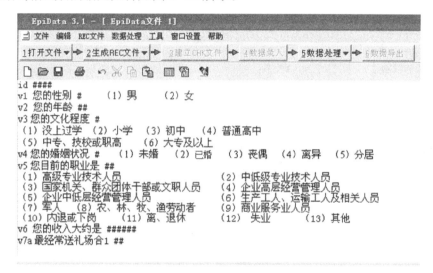

图 3-19　输入语句格式后的新建文件

（3）EpiData 中变量的类型。EpiData 中变量的类型见表 3-2。

表 3-2　EpiData 中变量的类型

变量类型	定义	说明
ID 数	<IDNUM>	自动产生 ID 号，且录入过程中不能改变（初值为 1）
数值型变量	#	接受数值、负号、小数和分位符号"，"（如 ###.##）
字符型变量	_	下划线定义字符串长度，最长 80 个字符
文件加密	<E>	对录入文件加密，在生成 REC 文件时要求设定密码，以后录入数据时则要求先输入密码才能进行数据录入
转大写字符	<A>	将文本转换为大写字符，字符长度由其宽度定义
逻辑型变量	<Y>	只接受 Y、N、0、1 逻辑值，自动转换为 Y、N
日期型变量	<dd/mm/yyyy>	日期值
	<mm/dd/yyyy>	
	<yyyy/mm/dd>	
当日日期型变量	<today_dmy>	自动获取当前计算机内日期
	<today_mdy>	
	<today_ymd>	
制表位	@	设置录入数据的制表位，如 V1 @## 、V2 @@### ，则分别在第一、二制表位置输入 V1、V2 变量的数据

（4）预览输入变量的格式。单击"REC 文件"→"数据表预览"或按 <Ctrl+T> 键，则可预览所设计的数据表录入界面。数据表预览功能的最大优点是在未建立数据文件的情况下，可以提前对数据输入格式进行检查，通过输入数据，检查格式是否存在问题，一旦发现问题，可以及时修正。预览输入变量的格式如图 3-20 所示。

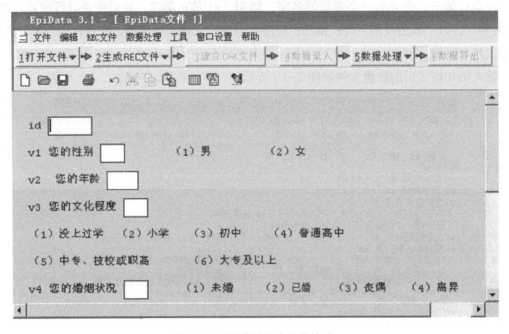

图 3-20　预览输入变量的格式

（5）存盘。单击"文件"→"存盘"，或按 <Ctrl+S> 键进行保存。

（6）自动建立数据记录文件。待数据表录入格式文件满足要求后，应生成数据记录文件。数据记录文件的扩展名是 REC（Recoder 的缩写）。基本操作如下：单击"生成 REC 文件"图标，弹出"根据 QES 文件生成 REC 文件"对话框，其中有两个选项，一个是"根据 QES 文件"（说明调查表描述文件的路径与名称），另一个是"生成 REC 文件"（说明数据文件的路径与名称），然后单击"确定"，即可自动生成数据文件（如"股票投资1.rec"）。

至此，问卷输入编程基本完成，打开自动生成的数据文件即可进行数据录入工作。

5．建立数据核查文件

EpiData 软件的强大功能在于在数据输入过程中可以限制输入范围、控制问题的输入顺序、进行计算、给出输入提示、维持上一记录的数据为输入的数字做出文本描述等。数据核查文件（CHK 文件）就是为了实现以上目的的专门文件。

在关闭所有文件情况下，单击"建立 CHK 文件"图标，打开之前已建立的数据文件（如"股票投资1.rec"），为所选择的数据文件建立数据核查文件。建立数据核查文件如图 3-21 所示。

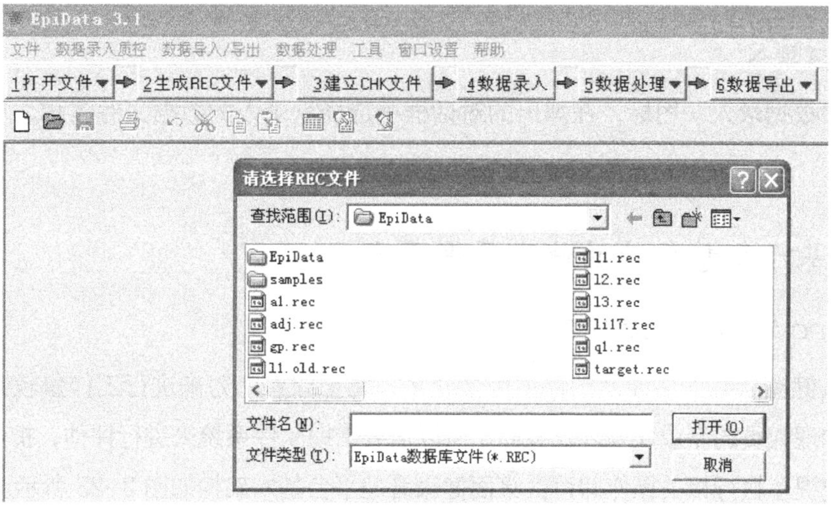

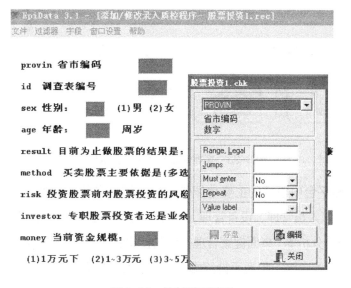

图 3-21　建立数据核查文件

在数据核查文件对话框中，可以对变量标签、范围、是否跳答、数据标签等进行设定。对话框中选择项的含义如下：

Range，Legal——规定变量值的范围（如 -inf-0，0-inf，10-80，99）。

Jumps——跳答，如输入 1>S2，当输入 1 时，则跳到变量 S2。

Must enter——是否必须输入某个值（YES、NO）。

Repeat ——一般选择"NO"，若选"YES"，则对上次输入的值进行复制（即内定值的设置）。

Value label——添加数值标签（注：数据录入时可以按 <F9> 或 <+> 键查看合法值）。

控制界面说明如图 3-22 所示。

图 3-22　控制界面说明

6. 数据录入

单击"数据录入"图标，在弹出的对话框中选择欲录入的数据文件名称，从而开始进行数据录入。

三、基于智慧医疗的健康管理平台

1. 以 PC 为终端的健康管理平台

老年人健康状态评估涉及的评估因素众多，完全依靠人力来进行工作量较大，同时对养老机构护理人员的专业性要求也很高，所以需要借助软件系统来进行评估，护理人员只需要按照系统提示执行相关操作即可。桌面健康管理平台基本架构如图 3-23 所示。

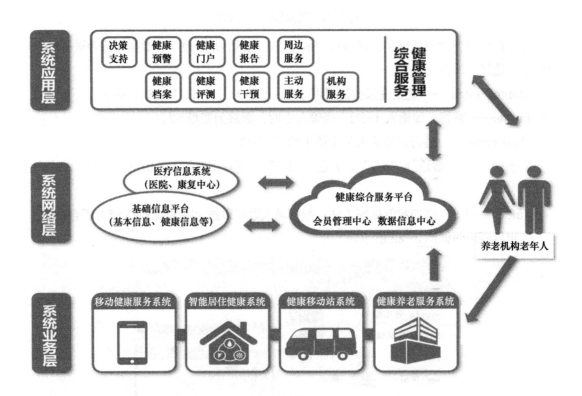

图 3-23 桌面健康管理平台基本架构

桌面健康管理平台中包含的主要功能模块有：基础信息、主动关怀、健康状态分析、健康状态评估、护理人员管理、设备管理、软件系统权限管理、志愿者管理、软件系统使用日志、健康状态统计分析等。桌面健康管理平台的使用者主要包括养老机构从业者和老年人，其使用基于 PC、平板电脑、护理手持终端、手机、智能穿戴产品、健康检查设备等。桌面健康管理平台生成的健康报告如图 3-24 所示。

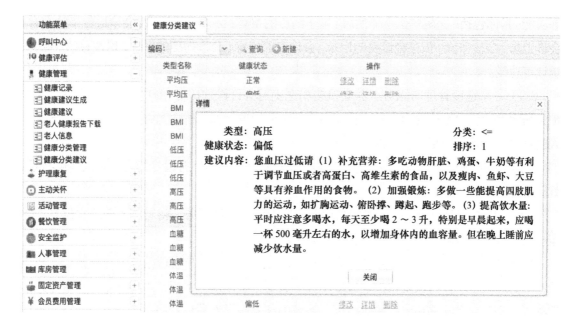

图 3-24　桌面健康管理平台生成的健康报告

桌面健康管理平台的服务内容包括：

（1）体检管理与服务。主要包括一般体格检查，心电图、血常规、胸透、肝肾功能检查等内容，同时为老人建立健康档案。

（2）初期诊断管理与服务。与和运营单位合作的医疗及专业健康管理机构进行对接，并通过云平台实现数据共享，医护人员或者专家可以远程登录此系统，对老年人的健康状况进行分析并提供相应的健康评估和健康管理建议。

（3）治疗管理与服务。对老年人的治疗信息进行跟踪管理（包括老人详细的基本信息、明确的诊断、病情严重程度和治疗方式），在此基础之上提供便捷、有效的老年人信息查询功能，方便医生以各类方式快速查询老年人的治疗信息。

（4）急救管理与服务。制定急救规范，管理急救设备，通过智能设备检查心跳、呼吸等体征并进行预警，之后通过急救日志进行记录。

（5）药政管理与服务。系统根据国家相关法律法规为养老机构提供完善的药政管理功能，直接负责医嘱的执行，自动发药结存。用户可通过入库、出库来维持机构药品供给量，也可通过机构间药品调拨来维持所有子机构药品供给量。

（6）医疗咨询管理与服务。系统为拥有医疗室或医院的养老机构提供用于管理医疗服务的功能，与养老方面的功能无缝集成。通过此模块，用户可以更规范、更有效地管理医疗服务。

（7）就医代理管理与服务。通过医养结合使医疗服务和养老服务深度融合，整合医疗、养老、康复、护理资源，为老年人提供远程挂号服务。

（8）远程会诊管理与服务。系统提供远程医疗会诊全过程的流程管理和会诊病历管理等功能,具体包括:医院单位个体信息、电子病历的填写,会诊预约信息、会诊报告单的查看,会诊记录、会诊评价、预存会诊费的记录,会诊专家信息、会诊病历的保存,以及检索、查询、统计等功能。

(9)专家巡诊管理与服务。养老机构和医院可签订医疗服务帮扶协议,医院每月派医护人员到养老机构进行巡诊,并对护理员进行专业指导培训,科学调整用药方法,指导老年人的饮食、运动与康复。

(10)绿色通道管理与服务。养老机构可同医疗机构合作,开设专门为老年人提供挂号、就医等便利服务的绿色通道。

(11)转院管理与服务。系统提供便捷的转院流程管理服务,将老年人的基本信息、健康档案、护理记录转移至新的医疗机构,并自动结算相关费用。

(12)康复中心。在康复医学理论指导下,应用功能评定与物理治疗、作业治疗、言语治疗、心理康复、传统康复治疗、康复工程等康复医学诊断和治疗技术相结合,为老年人、残疾人、心脑血管疾病患者等提供全面、系统的康复医学专业诊疗服务。

(13)康复管理与服务。系统可实现康复管理和治疗管理模块的数据实时同步,并为康复诊疗提供自动化操作平台,制订康复计划,记录康复过程,完善康复电子病历,提高工作效率,辅助临床决策。

(14)运动管理与服务。通过智能设备采集记录步数、运动时间、速度、里程、卡路里等数据,协助用户进行科学的运动锻炼,并可将每次的运动数据上传至云平台进行相关记录和分析,定期生成健康报告并分享给家属;同时,还可通过短信功能进行运动督促和科学运动指导。

(15)精神健康管理与服务。系统通过老人入院时的心理评估,收集老年人生活习惯、心理特征、性格、爱好等信息,根据老年人的心理健康状况调整护理计划,并及时提供医疗服务。

(16)健康预测预警管理与服务。系统可监测老年人脉搏、血压、血糖、血脂、血氧、体重、心电、血常规等健康数据,若老人健康数据测量结果异常,系统将自动发出报警信息,并通知监护人员及老人子女;同时,健康评估系统还可定期出具健康报告,实现对老年人的健康管理。

(17)膳食营养管理与服务。系统根据养老机构的特点和需要专门为养老机构提供了全面的餐饮管理功能,还可以集成到客户的一卡通充值系统里去,避免了各种系统的零碎化。

(18)健康小屋。通过健康城市综合服务平台及健康社区(健康小屋),为城市居民建立大健康管理档案,提供自测及深度检测等服务,并可进行健康评估及健康干预等服务;通过先进的设备设施及系统技术的引入,提升社区公共安全保障;依托服务平台,整合社会服务资源,精准有效地提供便民综合服务;通过智能家居、智能穿戴设备等为居民提供安全、安逸、安心的居家服务;为志愿者提供良好的平台与场所,从服务对象、服务项目、服务培训、服务管理等多方面助力志愿者服务。

桌面健康管理平台在组织运营管理中的主要功能包括：

（1）多机构管理。针对养老问题的整体解决方案，无论是运营层面还是配套软件方面，应实行多机构集团化的管理模式，按照省、市、县的层级划分管理体制，并对各养老机构提供管理支持，其管理方式既支持同城机构的统一管理，也支持异地机构统一管理。

（2）行政管理查询。系统从规划初期就融入了对政府机关行政管理需求的支持，可以与民政系统对接，为行政管理部门对养老机构的监管提供便利的系统性支持；同时，为政府机关开放统一接口，提供各养老机构床位信息、入住信息、老年人信息等数据的统计查询功能，可为养老相关政策实施、补助发放等提供线上无障碍对接。

（3）其他机构对接。通过身份识别系统，可与公安部门进行系统对接，实现危险人员识别、警情详情上报等数据互通；通过系统对外的统一业务接口，可以与合作的医院、养老院、康复中心等机构进行人员信息、业务信息的对接，为会员提供更加完善的服务。

（4）报表生成、分析功能。通过 ETL 技术对数据进行抽取和整理，可以实时动态地以各种维度生成复杂详尽的业务数据报表，同时还提供强大的 BI 报表分析功能。

（5）社保、医保对接及新农合对接。系统提供完善的外部系统接口对接技术方案，集成了丰富的医保系统对接接口，可以实现对各地区不同社保、医保系统以及新农合系统的对接集成。

（6）商业保险对接。系统可提供丰富的保险产品供老人和医护人员选择，并可与合作的保险公司的保险系统对接，实现保险信息的抓取和展现。

（7）各种支付结算方式对接。系统集成网银、支付宝、移动 POS 机等多种支付方式，并整合专业的财务系统提供结算支持。

（8）呼叫中心。呼叫中心隶属于监管服务中心模块，结合现代语音程控交换技术、计算机应用技术、计算机网络技术和现代应用数据库技术，建设"同一平台、分布式处理、统一协调、分类处理"的养老服务呼叫中心，具有简单、快捷、高效、高质量、低成本、多用途、形式多样等特点。老人电话号码通过平台认证后，即可使用专用话机，一键选择相应服务，中心平台则会处理相关信息及需求。

（9）机构管理。系统可以建立若干分支机构，并按照不同的层级管理主分机构，机构管理员可以为不同机构创建不同的用户，为用户配置各部门操作人员的功能权限。

（10）人事管理。人事管理模块主要用来管理员工档案、定义工作岗位及工作部门；通过科学的方法，调整员工与机构的关系；按照工作需要，对工作人员进行录用、调配、奖惩、安置等；同时，还可以自定义考核模板，对员工进行绩效考核。

（11）志愿者管理。鉴于目前志愿者及爱心人士的增加，系统专为养老机构的志愿者提供了一个管理、记录的平台，可以更好、更到位地进行志愿者管理。

（12）会员管理。会员管理模块允许机构进行会员制度管理，添加不同的会员级别，让客户享受不同级别带来的各种功能，例如转让权、继承权等，满足客户的不同需求。客户入会后，关联到老人档案即可轻松享受全套系统的各项管理操作。系统还允许用户针对会员添加优惠折扣标准，并按照此规则对会员进行收费、打印票据等。

（13）档案管理。系统提供极为详细、全面的老人档案管理功能，可统一管理老人相册、病历、评估结果和合同附件等重要资料，为养老机构及健康统计提供参考依据。

（14）费用管理与服务。与银行合作，建立可跨境的费用支付、费用结算及费用管理平台。依托金融结算中心，所有费用在平台内统一结算，降低费用相关业务管理成本，提高业务效率，保障业务安全。集团及企业用户，可以在平台上进行高效的费用预算、费用管理、费用核算、现金流统计、营收统计等业务操作。

对于养老机构而言，系统具有系统费项定义、收费参数设置、基本费项配置等功能，对老人入住期间的消费项目进行预先配置，按标准定义每项所需费用，标准化和规范化的设置有利于工作的高效展开。

（15）结算管理与服务。结算管理与服务模块利用跨境支付结算管理平台，还可以让个人会员和集团企业会员在平台上进行统一结算，提升结算效率及安全性。同时还支持在同一平台上的各会员之间的快速结算，并可由平台进行支付安全保障。

结算管理与服务模块的功能主要包括：预存款管理、待收款管理、到款管理、现金管理、退款管理、银行账户管理、费用记录管理等。通过这些功能可以高效地对老年人服务的收入、支出进行财务管理。

（16）支付管理与服务。系统支持多种支付方式，包括现金、刷卡、支付宝、微信支付等。会员可以在系统业务涉及的任意国家的任何一家养老机构、生活娱乐中心、体验场所、购物场所等进行消费，省去兑换、结算等麻烦。同时，会员积累的养老积分也可在平台上进行积分消费与兑换等。

另外，支付管理与服务模块还集中管理支付系统中的基础数据，提供支付业务的查询对账、报表统计分析和计费服务等功能。

（17）固定资产管理。固定资产管理模块的功能包括：库存管理、领用转移、报废与折旧、查询统计、固定资产，对养老机构固定资产的登记、领用、报废、折旧等进行记录统计，可实现对固定资产的全程监控，保证固定资产物尽其用，杜绝流失。

（18）库存管理。库存管理模块的功能包括：采购入库、调拨入库、出库、物资目录维护、库存统计台账、部门出入库台账。为养老机构提供库存管理功能，清楚、详细记录出库入库等信息，可让物品流通更准确，杜绝流转无记录情况的发生。

（19）采购管理与服务。通过采购申请、采购订货、进料检验、仓库收料、采购退货、购货发票处理、供应商管理、价格及供货信息管理、订单管理以及质量检验管理等功能，可对采购物流和资金流的全部过程进行有效的双向控制和跟踪，实现完善的物资供应信息管理。

（20）呼叫提醒。呼叫中心支持本地座席和远程 IP 座席两种形式，可以实现来电弹屏、外呼、去电谈判、多方通话、智能话务分配、自动录音以及数据管理和业务报表统计等功能。

（21）投诉建议。用户可对投诉进行详细记录，并跟进处理直到处理完毕。投诉管理是直接面向家属和员工的服务功能，并且系统还提供投诉举报处理流程、系统数据维护、业务统计分析等功能。

（22）法律服务。法律服务模块着力解决医疗、保险、救助、赡养、婚姻、财产继承和监护等老年人最关心、最直接、最现实的法律问题，重点关注高龄、空巢、失独、失能半失能、失智及经济困难老年人法律服务和法律援助需求。

（23）推广服务。推广服务分为线下推广和网络（线上）推广，针对不同层次养老机构的需求，推出整合型推广服务，提供全面精准的营销产品，快速吸引目标顾客，使顾客持续关注。

（24）设备租赁。设备租赁模块主要负责康复辅具如护理床、制氧机、呼吸机的租赁和养老机构其他设备的租赁管理，并定期对设备进行维护、保养，出现故障时进行维修。

（25）合同管理。通过合同管理可以实现养老机构对合同全生命周期的管理，完成从合同准备、合同订立、合同审批、合同履行、合同终结、合同归档的全过程管理，并形成成熟的合同管理框架。

（26）接待管理与服务。接待管理与服务模块主要用来管理接待来访以及登记预约床位，可记录及分析日常接待来访和预约情况，也可快速查询老人信息，并可以通过房态图更直观地查看各楼区楼层老年人入住率。

（27）评估管理与服务。评估管理与服务模块主要是对老人生理、心理及社会支持等方面的需求进行评估，为老人家属提供入住和护理康复等的信息依据。用户可自定义评估项目及其分类，并可通过累计积分方式设置评估分数和结果统计等。任何一个自定义模板均可自动从档案中获取老人信息，无须重复添加。系统中内置了多种评估方式，包括国际通用的InterRAI评估表。评估功能的发布将真正实现机构老人入住前评估的信息化管理。

（28）护理计划管理。护理计划管理的内容包括：护理级别、饮食护理、身体状况及心理活动的观察、基础护理、检查、心理护理、功能锻炼、健康教育、执行医嘱、对症护理等。并且可以根据健康问题的轻、重、缓、急设定优先顺序，将多个护理诊断按紧迫性的高低进行排列。

（29）定制服务管理。可按照客户的要求进行功能模板的个性化设置。

（30）居住管理与服务。系统提供从入住前的评估到退住的全流程居住管理，用户直接选择收费标准和空床，且入住和退住资料分开记录，并可实现提前预订房间及收取押金等功能。

（31）护理管理与服务。护理管理与服务模块主要提供入住后的护理、服务及ICP个案管理等方面的管理功能。系统能全面跟踪记录每一位护理对象的情况，与家属子系统形成关联。护理的具体执行、护理负责人与服务对象的安排及护理人员的班次交接都包含在系统的管理功能内。

（32）看护管理与服务。看护管理与服务功能是指通过互联网将摄像头拍摄到的内容传输到子女的手机等终端上，可以使子女了解父母的实时状况。若老人突发疾病或有其他突发状况，子女无法及时赶到时，可利用手机等终端上的"委托看护"功能立刻找到委托机构进行查看与后续治疗，克服传统养老模式单一性、高成本等缺陷，提供及时有效的看护与高质量的医疗服务，更适应现代与未来社会养老的新需求。

（33）陪护管理与服务。为久病卧床、年迈虚弱以及术后需要康复或慢性病缠身的老年人提供上门服务，在护理服务开始之前，提前上门进行详细评估，根据评估结果和老人家属一同制订详细的护理计划。

（34）殡葬与临终关怀服务。殡葬与临终关怀服务包括从化妆到告别、从火化到墓地等多项服务内容，同时可为老年人提供临终关怀服务，也可为家属提供慰藉服务。

（35）生活管理与服务。生活管理与服务模块主要是对用户提交的生活服务需求进行记录、处理，并自动跟踪工单服务的完成情况。该模块采用闭环的服务工单系统设计，统一受理服务热线、统一派发短信工单、统一处理服务、统一回访。

（36）关怀管理与服务。关怀管理与服务模块主要是为老年人提供生活关怀、生日提醒、生日祝福、用药提醒等全方位关怀服务。

（37）外出管理与服务。外出管理与服务模块主要负责记录老人外出的情况，为老年人配备专用移动智能设备，专用设备除了具有一般智能手机的功能外，还定制了大量安全和健康监护等特色功能，并可通过网络与监控中心进行双向通信。

（38）文化管理与服务。文化管理与服务模块以"教、学、乐、为"为方针，针对老年大学教学进行规范管理，其主要功能包括行政管理、教务管理、学籍管理、招生管理以及统计分析。

（39）组织管理与服务。组织管理与服务模块的功能包括：建立组织结构、规定职务或职位、分派任务、进行组织内业务的管理以及进行部门间的协作管理，保证整个组织运行顺利。

（40）活动管理与服务。活动管理与服务功能主要为老年人提供保健养生、活动通知等全方位的服务，并根据老年人的兴趣爱好推荐优质、优惠的活动。

2. 基于移动互联网的健康管理平台

基于移动互联网的健康管理平台可为老人家庭及养老机构提供多种服务。

（1）为老年人提供亲情关爱互助通道。

在养老机构生活的老人需要亲情的关爱与帮助，借助移动互联网能随时随地让子女及亲朋好友与老人互动，实时了解老人信息，对老人进行关爱。比如，子女安装了相关的手机App后，App可以在周五或者节假日前提醒子女应该陪伴老人；子女可以通过手机App知道老人每天的健康情况、饮食情况、生活情况等信息，还可以通过手机App为老人点餐或购买理疗服务等。为老年人设计的健康关怀界面及点餐界面如图3-25和图3-26所示。

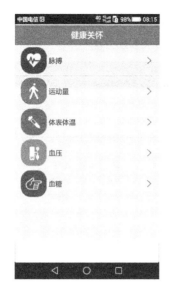

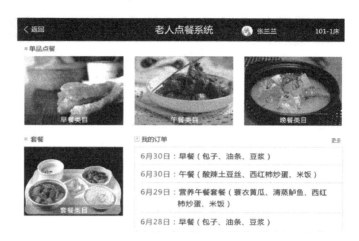

图 3-25　为老年人设计的健康关怀界面　　　　图 3-26　为老年人设计的点餐界面

（2）为养老机构提供服务推广平台。

养老机构可通过移动互联网健康管理平台对自身的环境、设施、服务等进行介绍与推广，并为老年人提供费用缴纳、服务预订等服务。为养老机构设计的服务总界面如图 3-27 所示。

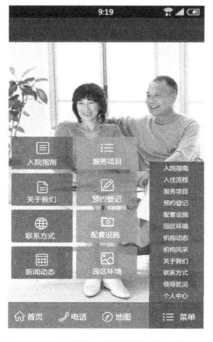

图 3-27　为养老机构设计的服务总界面

（3）为养老机构工作人员的服务和管理工作提供各种支持功能。

基于移动互联网的健康管理平台可为护理人员的护理服务工作提供各种支持功能，包括：护理服务记录、执行康复计划、替老人点餐、老人用药计划、养老机构床位查询、房型查看、交接班等。养老机构工作人员移动端服务界面如图3-28所示。

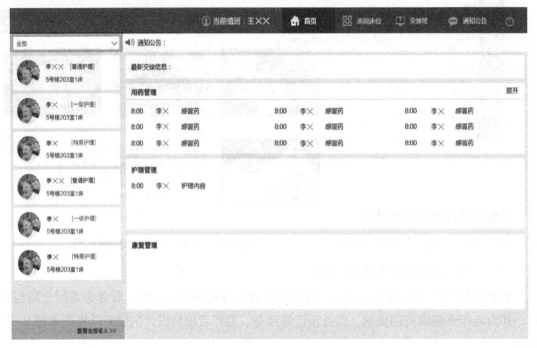

图 3-28　养老机构工作人员移动端服务界面

基于移动互联网的健康管理平台可为工作人员的管理工作提供各种支持功能，包括：护理管理、收费管理、发药管理、电商管理、工作派工等。养老机构工作人员移动端管理界面如图 3-29 所示。

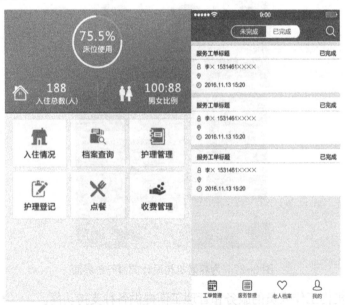

图 3-29　养老机构工作人员移动端管理界面

本章小结

　　随着社会及科技发展，大数据、移动互联网、云计算、物联网等先进技术与社会公共服务不断深入融合，信息化手段迅速普及。近年来信息技术已广泛应用到医疗健康相关的各个领域，并在管理运营服务体系中逐渐实现精细化及精准化，为国民健康整体管理水平的提高和进步奠定了基础。越来越多的机构开始着手使用健康管理平台、健康监测设备、健康特色服务，健康信息逐步从能够在多台计算机之间互通，发展到如今能够在不同时间、不同空间和不同方式上实现实时更新与共享。这一切都说明了健康管理信息化的重要性，信息化对健康管理意义非凡。《"健康中国2030"规划纲要》提出，要以提高人民健康水平为核心，以体制机制改革创新为动力，以普及健康生活、优化健康服务、建设健康环境、发展健康产业为重点。健康管理作为提高人民健康水平的重要服务体系之一，其信息化是提高服务水平、保障服务安全、丰富服务内容的基本及必要途径。通过信息化实现共建共享，为政府、机构、企业、个人构建全方位的健康产业及健康服务平台，全生命周期维护和保障人民健康，助力实现全民健康的健康中国根本目标。作为未来的健康行业从业者，熟悉信息化管理运营服务方式，熟练掌握信息化平台、产品和工具，了解行业最新技术发展，将是必备的素质。

实训指导

实训1　健康信息采集

【实训目的】

　　1. 帮助或指导被护理者在健康管理信息化系统中注册账号。

　　2. 被护理者健康信息录入，包括基本信息、家族史、既往史、药物过敏史、遗传史、家庭成员、生活习惯、爱好等。

【实训准备】

　　手机、平板电脑、PC，任选其一。

【实训步骤】

　　1. 使用手机或平板电脑打开 App 或通过 PC 打开健康管理信息化系统。

　　2. 帮助被护理者注册账号。

　　3. 采集被护理者健康信息。

　　4. 在健康管理信息化系统中核查被护理者的健康数据。

【实训作业】

　　1. 书写实训报告。

2. 书写健康管理信息化系统功能使用流程。

实训 2　生成健康评估报告

【实训目的】

1. 为被护理者生成健康评估报告。

2. 采集体检信息，包括健康检查基础信息、高血压信息、糖尿病信息等。

3. 掌握通过健康管理信息化系统生成健康评估报告的相关操作。

【实训准备】

1. 手机、平板电脑、PC，任选其一。

2. 体检设备。

【实训步骤】

1. 使用手机或平板电脑打开 App 或通过 PC 打开健康管理信息化系统。

2. 采集被护理者健康信息。

3. 打开体检设备进行体检并采集数据。

4. 在健康管理信息化系统中核查被护理者的健康数据与体检数据。

5. 在健康管理信息化系统中生成被护理者的健康评估报告。

【实训作业】

1. 书写实训报告。

2. 书写健康管理信息化系统功能与体检设备操作使用流程。

实训 3　参观养老机构

【实训目的】

1. 了解养老机构健康管理信息化系统的作用。

2. 掌握养老机构健康管理信息化系统的主要功能。

3. 掌握养老机构健康设备与健康管理信息化系统的操作使用流程。

4. 了解养老机构通过健康管理信息化系统如何制订并跟踪被护理者的健康干预计划。

【实训准备】

手机、纸、笔。

【实训步骤】

1. 向养老机构申请开通系统临时使用账号。

2. 了解养老机构的护理内容。

3. 向养老机构工作人员申请学习健康管理信息化系统、健康检查设备的使用流程。

4. 向养老机构工作人员申请学习如何通过健康管理信息化系统生成健康报告。

5．向养老机构工作人员申请学习如何通过健康管理信息化系统制订健康干预计划。

6．使用养老机构分配的临时账户进行健康管理信息化系统实际操作。

7．了解养老机构健康信息大数据的应用。

【实训作业】

1．书写实训报告。

2．书写养老机构健康管理信息化系统和健康检查设备的使用流程。

思考与练习

健康管理信息化系统有哪些功能？应该如何使用？

第四章 健康管理专技人员的职业发展

学习目标

掌握 老年护理与养老服务机构中的健康管理员（师）岗位、人员配置、工作职责与能力要求，健康管理师的工作职责和能力要求。

熟悉 我国健康管理师的职业资格体系。

了解 国内外健康管理师的职业发展现状及趋势。

章前案例

健康个案管理师入驻社区医疗体系

成都市锦江区狮子山社区卫生服务中心（以下简称"中心"）成立于2001年10月，中心属于政府设立的非营利性医疗机构，现为四川省、成都市及锦江区医疗保险定点机构；成都市第一人民医院、第二人民医院、解放军四五二医院、成都市儿童医院等三甲医院业务对口指导单位，四川省第四人民医院医联体合作单位；四川省社区卫生服务标准化建设示范中心、成都市中医药特色社区卫生服务中心、成都市最受信赖社区卫生服务中心、锦江区区域信息化平台建设试点机构。

中心的四川师大社区全科医生团队是第一个配备健康个案管理师的团队，由全科医生（组长）、公卫医生、健康个案管理师和社区护士组成。

该健康管理团队本着"以人为本，服务到家"的理念，走基层，下社区，为居民送去了贴心、细致的服务。在分级诊疗制度倡导下，中心依托四川省第四人民医院医联体，在优质医疗资源下沉的同时，丰富健全全科医生团队，建立了健康个案管理师入驻社区体系，开启了社区慢性病单病种个性化定制医疗服务，受到了居民的一致认可。

社区里慢性病患者较多，全科医生作为一项新的服务模式，走入居民生活中，正越来越受到广泛关注。四川师大社区全科医生团队作为狮子山社区卫生服务中心的"金牌"团队，第一个配备了健康个案管理师，成了中心全科医生团队的服务亮点之一。

中心在医联体上级医院指导下，优先选择糖尿病这一社区常见慢性病作为健康个案管理首选病种。四川省第四人民医院向中心派遣了一名取得资格认证的个案管理师，与中心全科医生团队配合开展重点人群健康个案管理。在诊治过程中，由全科医生负责制定慢性病患者的临床用药方案，个案管理师负责慢性病患者日常随访和实施健康生活方式干预，分工协作对慢性病患者进行药物治疗和非药物健康管理。四川师大社区全科医生团队的个案管理师在其中负责"穿针引线"，从入院到出院，从病房到家中，进行全程医护追踪。

在医院与患者之间，搭起了一座沟通的桥梁，健康个案管理师成了社区慢性病患者的"好管家"。

为提升社区卫生服务中心自身"造血功能"和完善人才梯队建设，中心从公卫医生和社区护士中择优选派了两名个案管理师参加华西—四川省第四人民医院健康管理师培训，现已顺利通过考核取得健康管理师资格认证并加入全科医生团队，以后将逐步实现中心8个全科医生团队全部配备齐全健康个案管理师，服务项目也将扩大覆盖到高血压、慢阻肺、听力障碍等其他社区常见病种。除慢性病个案管理服务之外，中心还针对社区不同人群推出了儿童保健有偿服务包、孕产妇保健有偿服务包等多种个性化服务，社区居民可根据自身需求自主选择儿童早教、水疗、小儿推拿、产妇产后调理、催（通）乳等各种特需服务，真正体现以需求为导向的"私人订制"。

中心在社区的慢性病管理中有以下两个特点：一是团队模式新，依托医联体，有健康个案管理师加盟到全科医生服务团队中来；二是服务内容新，推出社区慢性病患者单病种个体化、精细化管理，达到了"对症服务"的效果。中心的这些举措，不仅仅推动了分级诊疗制度的完善，还为辖区居民开启了新的就医体验。

随着人们对健康服务需求的增长和健康产业的发展，培养具备一定专业素质的健康服务人才成为发展健康服务业的一项重要目标。国家中医药管理局规划财务司预测，到2020年，我国健康服务业总规模将达到8万亿元人民币，中医健康服务产业则为3万亿元人民币，亚健康行业属于其产业之中，将吸引大量市场资本。新时期的国家健康政策、社会健康需求的变化预示着健康产业是未来我国经济和社会发展的重要支柱之一，而健康服务人才队伍的建设是健康服务业发展中的重要组成部分，对实现"健康中国"有着不可或缺的作用。健康服务人才培养模式应勇于改革创新，为国家储备大量优质、全面的健康人才，以适应人民日益增长的健康需求。当前我国健康服务业的人才培养目标应定位为：培养既掌握疾病的发病原因、发病机制、诊治与护理方法，又掌握消除影响健康的危险因素、维护和促进个体和群体健康的理念、技术和方法的医学专业人才，即既会"治已病"又会"治未病"的医学人才，并围绕着这一目标确定适宜的培养规格和与之相匹配的教学内容和课程体系、管理和评估制度、教学方式和手段。

本章以我国健康服务业人才培养现状入手，介绍健康管理专技人员培训的资质、技能要求，并介绍国外健康管理服务行业人才培养情况，供学生在职业发展中参考。

第一节 我国健康管理人才培养现状

一、学历教育

目前，国内高等院校对于健康管理专业人才培养尚属起步阶段，与之前大部分高校将健康管理作为一个方向挂靠在公共管理或是公共卫生专业下不同，现阶段在"健康中国

"2030"等国家政策出台的情况下，健康管理行业越来越被注意、重视，健康管理也作为一个独立的专业被越来越多的人知晓，可谓新兴的热门专业。

为积极响应国家健康政策号召和满足人民日益增长的健康需求，在政府、教育界和市场的不断推动下，健康相关专业应运而生，并在近年来如雨后春笋般迅速发展开来。与美国高校的健康管理专业多为研究生教育不同的是，我国的健康管理专业则以职业教育和本科教育为主，研究生等高层次人才培养较少。健康管理的职业教育一般学制 3 年，重点培养学生岗位胜任能力。2016 年，教育部首次批准我国 5 所高校招收"健康服务与管理"本科专业，分别是广东药科大学（原广东药学院）、浙江中医药大学、成都医学院、滨州医学院、山东体育学院；2017 年和 2018 年，教育部再一次审批通过福建中医药大学、江西中医药大学等 54 所高校设置"健康服务与管理"专业。该专业为本科四年制，授予管理学学位，如图 4-1 所示。同时，杭州医学院、武汉商贸职业学院等专科学校也设有三年制健康管理专业，各具特色的专科教育丰富了健康相关专业的广度，也为社会培养了更多层次的健康管理相关人才。此外，全国首套健康服务与管理系列教材（人民卫生出版社）的编写工作正在进行中，这也将加快健康管理学科的规范化进程。

2016 年第一批开设健康服务与管理本科专业的高校名单（5 所）
广东药科大学、浙江中医药大学、成都医学院、滨州医学院、山东体育学院
2017 年第二批开设健康服务与管理本科专业的高校名单（19 所）
海南医学院、上海健康医学院、福建中医药大学、成都中医药大学、江西中医药大学、湖北医药学院、湖南医药学院、齐鲁医药学院、贵州医科大学、贵阳医学院、中山大学新华学院、吉林大学珠海学院、大连医科大学中山学院、辽宁中医药大学杏林学院、东北师范大学人文学院、安徽工业大学工商学院、四川文理学院、南通理工学院、宁夏理工学院
2018 年第三批开设健康服务与管理本科专业的高校名单（35 所）
杭州师范大学、天津中医药大学、天津医科大学临床医学院、北京中医药大学东方学院、山西工商学院、锦州医科大学、大连东软信息学院、长春建筑学院、齐齐哈尔医学院、齐齐哈尔工程学院、南京中医药大学、安徽医科大学、蚌埠医学院、安徽新华学院、新余学院、山东中医药大学、青岛恒星科技学院、河南中医药大学、新乡医学院三全学院、湖北中医药大学、广西医科大学、武汉生物工程学院、三亚学院、西华大学、西南医科大学、西南财经大学天府学院、贵阳中医学院时珍学院、昆明医科大学海源学院、云南中医学院、滇西应用技术大学、陕西中医药大学、西安培华学院、陕西服装工程学院、新疆医科大学、东北大学

图 4-1 当前我国健康服务与管理本科专业开设院校情况

目前我国高校健康管理专业以杭州师范大学、浙江中医药大学为典型，结合自身资源及特色，发展专属于自身的亮点，具体如下：

（一）杭州师范大学

杭州师范大学健康管理学院是中国首个"健康管理学院"，打造了创新型的学士－硕士－博士人才培养模式。学院注重培养掌握健康管理的理论、技术与方法，具备健康检测、评估、干预等服务技能，具有良好的创新精神、实践能力和沟通协作能力，毕业后在医疗卫生、公共卫生、健康管理、健康产业、卫生行政等相关企事业单位从事健康管理与服务工作的高

素质应用复合型人才。

杭州师范大学服务国家特殊需求博士人才培养项目——"治未病与健康管理"经国务院学位委员会批准实施，授予公共管理学博士学位。该项目以探索具有中国特色的健康管理之路为目标，研究并构建中国特色健康服务模式，满足深化医药卫生体制改革的迫切需求；旨在缓解慢性病剧增与老龄化急速发展所带来的巨大压力，促进经济社会可持续发展。

目前，杭州师范大学"治未病与健康管理"学科团队由两院院士领衔指导，团队核心力量包括：中组部"千人计划"人选、国家重大科学研究计划首席科学家、"百千万人才工程"第一层次人才、国家杰出青年基金获得者、国务院特殊津贴获得者等。近年来，团队成员承担了国家重大科学研究计划项目、"十二五"和"十一五"国家科技支撑计划重点项目、"十五"国家科技攻关重点项目、中国工程院咨询研究项目、国家自然科学基金等相关项目50余项，研究结果应用于国务院、国家卫生健康委员会及各级政府卫生政策的制定，并写入相关文件。

杭州师范大学"治未病与健康管理"学科在国家中医药管理局的指导下建立了国内首个实施"治未病"健康工程"政学研产用"五方合作模式。目前，已经与绿城房地产集团、江南养生文化村开发有限公司、浙江省医疗健康集团有限公司等相关企业在中医药养生养老服务、健康管理等领域展开积极合作。2013年和2014年连续两年参加第二届、第三届中国国际养老服务业博览会，向公众展示了全新健康管理服务人才培养体系。在非学历教育领域，以"治未病与健康管理"学科团队为基础，杭州师范大学成为浙江省首家国家职业资格"健康管理师"培训和鉴定机构，同时承担民政部老年健康管理师职业定义、教材开发和师资培训相关工作。

杭州师范大学"治未病与健康管理"学科团队积极开展国际学术交流与合作，目前已与哈佛大学、斯坦福大学、纽约州立大学石溪分校、麻省医药与健康科学学院、爱丁堡大学、哥伦比亚大学、早稻田大学等建立了教研合作关系。与国家和省市各级卫生行政部门、医疗卫生机构、健康管理机构共95家单位合作建立长期教研基地，在政策咨询、产业发展、学科建设、科学研究和人才培养等方面开展深入合作。

（二）浙江中医药大学

自2011年起，浙江中医药大学就开始招收健康管理专业方向的本科生，旨在培养富有创新精神，具备现代健康理念，掌握现代管理理论和信息化管理技术、医学康复理论知识和技能，拥有健康服务技能，能力强、素质高，富有亲和力，能在健康、文教、卫生、社会保险等企事业单位从事技术与管理工作的应用型人才。2016年，浙江中医药大学获教育部批准，成为全国首批设立"健康服务与管理"专业的高校之一（唯一的中医高校），并积极参与全国首套健康服务与管理系列教材（人民卫生出版社）的编写工作。该专业为浙江省重点建设的新兴特色专业，注重学生健康素质和管理能力的培养，实行"宽口径、厚基础、重实践"的培养模式。借助本校中医学科背景以及与其他知名高校（密西根大学、早稻田大学、台湾大学、义守大学等）共建的合作平台，重点发展中医健康管理、健康大数据分析等学科，服务国家对中医药、健康大数据等健康服务人才培养的宏观战略及需求。在健康管理人才培养方面，注重"知行合一"，强化实践，以"协同创新"理念为引领，进行"3+1""政产学研用"应用型人才培养模式的探索。

二、职业教育

（一）健康管理师

2005年，劳动和社会保障部将"健康管理师"正式列入职业目录。2007年，中华医学会健康管理学分会正式成立，同年10月，经国家新闻出版总署批准，由中国科协主管、中华医学会主办的《中华健康管理学杂志》创刊。2009年，由卫生部国家职业技能鉴定与指导中心组建的新一届"健康管理师专家委员会"，主要承担对健康管理师进行国家职业标准、题库组建、教材编写的研发及培训，开展职业技能鉴定考试、考评技术和方法的研究，指导和评估健康管理师职业培训、鉴定实施单位的工作等职责。

健康管理师在欧美一些发达国家早已家喻户晓。以美国为例，截至2012年，美国已有31万专业健康管理师，主要就职于社区、医院、养老院、康复中心等机构。预计到2022年，美国健康管理师数量将增长23%，增加7.3万多人。相关统计显示，大约每10个美国人中有7个享有健康管理服务；如按每100人配备1名健康管理师计算，我国目前健康管理服务比率只有十五万分之一，供需差距悬殊。

2014年，两个与健康管理相关的新职业被纳入中国就业培训技术指导中心（CETTIC）职业培训课程项目，分别是亚健康管理师和儿童健康管理师。最新统计显示，我国有超过2.45亿儿童人口（14岁及以下），但每36万人才拥有一名儿童健康管理师，这与发达国家差距极大。据不完全统计，目前我国亚健康管理师和儿童健康管理师的人才供需缺口接近2000万。

（二）康复治疗师

康复治疗技术服务对象几乎覆盖所有人，随着社会经济发展，康复治疗技术人员需求量增大，但供给量不足，需求缺口很大。据测算，2013年全国康复治疗技术人员实际拥有数为3万余人，平均配置值仅0.24人/万人，与经合组织（OECD）国家的2.55人/万人相差10.6倍。规范康复治疗师职业培训需要建立完善的"康复治疗师"职业（岗位）、职称系列与准入制度，通过各级重点专业、精品课程、实训基地、特色教材等建设项目的支持，有效提升培训水平，进行系统化、高层次和高水平的专业人员培养，培养"一专多能"的社区基层适用的高素质技术技能型康复治疗技术人员。同时，加强社区基层康复治疗技术在岗人员常见病、伤、残康复治疗技能业务培训，形成多层次的康复治疗技术人员培养体系，提高人才培养质量，实现专业教育跨越式发展。

（三）心理咨询师

根据西方国家的经验，心理咨询师与人口的合适比例为1:1000。按此比例计算，我国13亿人口将需要130万心理咨询师。据估算，自2001年国家启动心理咨询师资格认证到2015年为止，我国已取得国家三级或二级心理咨询师职业资格证书者超过30万。这一数字虽然与130万总体需求量之间存在很大差距，但在15年的时间内能取得如此好的成绩，足以说明心理咨询师发展势头的强劲。但经济发展不平衡、心理健康知识普及度不够高、职业发展条件不充分、心理咨询师素质高低不均等原因，使得目前我国心理咨询师的数量、质量与市场需求之间存在巨大缺口。

（四）养老护理员

由于当前我国处于社会福利制度由补缺型向适度普惠型转变的过渡阶段，均等化基本公共服务在专业服务人才的配置上准备不足，养老服务领域现有基础性人才从数量和质量上难以适应快速增长的多样化养老服务需求。目前，我国的养老护理员数量严重不足，专业技术水平偏低。在我国，从事养老服务的护理员主要分为三种类型：一是家政服务员，二是获民政部门和劳动保障部门颁证的初级、中级、高级养老护理员，三是具有专业职称的护士。据不完全统计，全国养老护理员持证人数不超过6万人，相对于100多万的从业人员规模需求来看，目前养老护理员持证人员数量不到10%，因此，我国还需很长一段时间来实现养老护理员全面持证上岗。此外，我国目前对养老护理员的培训主要集中在养老护理员的晋级培训上，包括初级（国家职业资格五级）、中级（国家职业资格四级）、高级（国家职业资格三级）和技师（国家职业资格二级）。除此以外的规范培训机会较少，覆盖面小，培训时间短，多数养老机构养老护理员入职前仅接受数日的短期培训，其知识和能力远远不能满足老年照护需求。

第二节　健康管理专技人员的职前培训

健康管理师是从事个体和群体健康的检测、分析、评估以及健康咨询、指导和危险因素干预等工作的专业人员。跨越医学、营养学、心理学、中医学、运动学、康复学及慢性病管理等众多学科，是健康产业紧缺的复合型人才。健康管理师从事的工作内容主要包括：采集和管理个人或群体的健康信息，评估个人或群体的健康和疾病危险性，进行个人或群体的健康咨询与指导，制订个人或群体的健康促进计划，对个人或群体进行健康维护，对个人或群体进行健康教育和推广，进行健康管理技术的研究与开发，进行健康管理技术应用的成效评估等。

一、我国健康管理师的职业资格与考试要求

我国健康管理行业作为一个新兴行业，健康管理专技人员的范围广泛，行业内各岗位的职业标准还没有一个普遍认可的衡量办法，现仅有《健康管理师国家职业标准》可供参考。

健康管理师共设三个等级，分别为：助理健康管理师（国家职业资格三级）、健康管理师（国家职业资格二级）以及高级健康管理师（国家职业资格一级）。我国健康管理师职业标准包括职业概况、基础知识、工作要求三个部分。

（一）职业概况

1. 适用对象

从事或准备从事本职业的人员。

2. 申报条件

（1）助理健康管理师（具备以下条件之一者）

①具有医药卫生专业大学专科以上毕业证书。

②非医药卫生专业大学专科以上毕业证书，连续从事健康管理专业工作2年以上，经助理健康管理师正规培训达规定标准学时数，并取得结业证书。

③具有中专以上医学相关专业学历，连续从事健康管理专业工作3年以上，经助理健康管理师正规培训达规定标准学时数，并取得结业证书。

（2）健康管理师（具备以下条件之一者）

①取得助理健康管理师职业资格证书后，连续从事健康管理工作5年以上。

②取得助理健康管理师职业资格证书后，连续从事健康管理工作4年以上，经健康管理师正规培训达规定标准学时数，并取得结业证书。

③具有医药卫生专业本科学历，取得助理健康管理师职业资格证书后，连续从事健康管理工作4年以上。

④具有医药卫生专业本科学历，取得助理健康管理师职业资格证书后，连续从事健康管理工作3年以上，经健康管理师正规培训达规定标准学时数，并取得结业证书。

⑤具有医药卫生专业中级或以上专业技术职业任职资格者，经健康管理师正规培训达规定标准学时数，并取得结业证书。

⑥具有医药卫生专业硕士研究生及以上学历，连续从事本职业工作2年以上。

（3）高级健康管理师（具备以下条件之一者）

①取得健康管理师职业资格证书后，连续从事健康管理工作4年以上。

②取得健康管理师职业资格证书后，连续从事健康管理工作3年以上，经高级健康管理师正规培训达规定标准学时数，并取得结业证书。

③具有医药卫生专业本科学位，连续从事健康管理工作满5年，取得一定工作成果（含科研成果、奖励成果、论文著作），经高级健康管理师正规培训达规定标准学时数，并取得结业证书。

④具有医药卫生专业硕士学位以上者，连续从事健康管理工作3年以上，取得一定工作成果（含科研成果、奖励成果、论文著作），经高级健康管理师正规培训达规定标准学时数，并取得结业证书。

⑤医药卫生专业副高级职称以上者，经高级健康管理师正规培训达规定标准学时数，并取得结业证书。

⑥医药卫生专业本科生毕业13年以上，硕士研究生毕业8年以上、博士研究生毕业5年以上，连续从事健康管理工作5年以上。

3．职业能力

身体健康，具备一定的观察和理解、资料收集和处理、计算和分析、信息获取和使用、表达和交流、协调、管理及学习的能力。

4．基本文化程度

基本文化程度要求至少中专毕业。

5．培训要求

（1）培训期限

培训期限根据本职业培养目标和教学计划确定。晋级培训期限：助理健康管理师不少于180标准学时，健康管理师不少于130标准学时，高级健康管理师不少于110标准学时。

（2）培训教师

培训教师应当具备健康管理相关知识，一定的健康管理实际操作经验和丰富的教学经验，以及良好的语言表达能力和知识传授能力。培训助理健康管理师的教师应具有健康管理师及以上的职业资格证书或有关专业中级及以上专业技术职务任职资格；培训健康管理师的培训教师应具有高级健康管理师职业资格证书或有关专业高级专业技术职务任职资格；培训高级健康管理师的教师应具有高级健康管理师职业资格证书2年以上或有关专业高级专业技术职务的任职资格。

（3）培训场地

培训场地要求是可容纳20名以上学员的标准教室；有必要的教学设备、设施，室内光线、通风、卫生条件良好；有辅导答疑教师。

6．考核鉴定方式

考核鉴定方式分为理论知识考试和专业能力考核。理论知识考试和专业能力考核均采用闭卷考试方式。理论知识考试和专业能力考核均合格者通过鉴定，取得证书。健康管理师和高级健康管理师还须通过综合评审。

7. 鉴定时间

理论知识考试时间不超过 120 分钟，专业能力考核时间不少于 30 分钟，综合评审时间不少于 15 分钟。

（二）基础知识

（1）健康管理基础知识

①健康管理概论：包括健康管理的基本概念与组成、健康管理服务、健康管理基本策略与措施、健康管理在中国的行业发展、健康管理在中国的应用前景等。

②健康风险评估：包括健康评估的分类、健康评估的理论、健康评估的应用、常用健康评估方法介绍、环境危险因素、行为危险因素、生活质量评估等。

③健康保障与保险相关知识：包括中国社会医疗保险与商业健康保险的现状、中国社会医疗保险与商业健康保险的原理和方法、中国社会医疗保险与商业健康保险的技术和应用、个人理财知识与健康理财计划等。

（2）医学基础知识

①临床医学：包括临床医学基础知识、常见慢性病诊疗基本知识、常见体检指标的正常参考值范围、循证医学的基本概念等。

②预防医学：包括预防医学基础知识、初级卫生保健知识、流行病学和统计学在健康管理中的应用、健康教育与健康促进概述等。

③中医学：包括中医基本理论和概念、中医养生学概论等。

（3）其他相关知识

①信息学基础：包括计算机和互联网基本知识、信息系统理论和实践概论、计算机和信息技术在健康管理中的应用等。

②营养学和运动学：包括营养与健康、膳食计划、运动与健康、运动处方等。

③心理学：包括心理学发展与心理健康、心理应激、心理评估、患病/健康心理问题、人际关系和沟通技巧等。

④相关健康产品的安全与卫生：包括食品、饮用水、保健功能食品、化妆品、消毒产品、保健用品、健身器材等。

⑤健康营销学：包括健康服务的概念和健康服务市场的特点、健康服务产品的特点和服务体系、健康服务消费者购买行为、健康服务消费者信息管理等。

⑥医学伦理学：包括医学伦理学的基本原则、规范与范畴、医学工作中的伦理道德等。

⑦相关的法律、法规知识（卫生法学）：包括《中华人民共和国劳动法》《中华人民共和国合同法》，卫生法律法规、其他法律以及法规中与卫生相关的条文等相关内容知识。

（三）工作要求

三级健康管理师的具体工作要求见表 4-1 至表 4-3。

表 4-1　助理健康管理师（三级）工作要求

职业功能	工作内容	能力要求	相关知识
健康监测	信息收集	1. 能够使用常用健康信息记录表收集信息 2. 能初步判断信息准确度 3. 能够进行标准化的体格测量 4. 能够填写健康信息记录表	1. 信息采集的原则、途径和方法 2. 基本体格测量知识
	信息管理	1. 能够录入信息 2. 能够清理数据 3. 能够用计算机传递和接收健康信息 4. 能够打印、分送健康报告	1. 健康信息的查对与处理 2. 计算机应用基础知识
健康风险评估和分析	评估分析	1. 能够识别相关健康危险因素 2. 能够确定评价指标 3. 能够使用选定的评估工具进行健康风险评估	1. 健康危险因素知识 2. 健康评估工具的正确使用
	评估判断	1. 利用信息和工具，确定危险因素 2. 根据评估指标做出危险因素的报告 3. 根据判断做出口头和书面报告	科学报告书写方法和原则
健康指导	跟踪随访	1. 能够采用电话、信件、电子邮件或交谈的方法执行健康管理随访计划 2. 能够记录个体和群体健康变化	1. 沟通技巧 2. 科学观察和记录的技巧
	健康教育	1. 能够传播健康信息 2. 能够按照既定方案，发送健康教育材料	1. 健康教育计划的制订和执行 2. 健康信息传播的方法和技巧
健康干预	实施干预方案	能够按照指定的方案或利用特定的工具对常见健康危险因素实施干预	1. 常见健康危险因素干预方法 2. 健康干预方法和相关技术的使用
	监测干预效果	1. 对干预过程进行记录，检查是否达到或偏离既定目标 2. 反馈干预效果	1. 干预的原则 2. 干预过程的记录与报告方法 3. 干预效果的评价原则

表 4-2　健康管理师（二级）工作要求

职业功能	工作内容	能力要求	相关知识
健康监测	健康需求分析	能够与个体或群体负责人沟通，明确个体或群体健康需求	群体健康及其影响因素知识
	信息收集	1. 能够选用健康调查表 2. 能够设计健康调查表	1. 问卷制订与考评知识 2. 常用调查方法
	信息管理	1. 能够分类和汇总收集到的信息 2. 能够检索、查询、更新和调用信息 3. 能够利用信息工具建立健康档案	1. 信息分类相关知识 2. 信息检索策略和方法 3. 健康档案设定基本要求、内容和方法
	信息分析与利用	1. 能够分析动态信息资料 2. 能够撰写信息分析报告	1. 常用数据处理方法和步骤 2. 描述性统计分析知识 3. 调查报告的书写知识 4. 数据库的设计和管理知识
	监测方案制订与实施	1. 能够设计健康和疾病史采集方案 2. 能够设计体检方案 3. 能够制订动态健康指标监测方案 4. 能够制订方案实施时间表 5. 能够组织和实施监测方案 6. 能够评估监测方案，并对方案的实施进行质量控制	1. 预防性诊疗服务指南 2. 健康指标筛选原则与步骤 3. 健康风险信息的收集、分类、分析 4. 诊断学相关知识 5. 健康监测实施策略知识 6. 项目管理一般知识

（续）

职业功能	工作内容	能力要求	相关知识
健康风险评估和分析	评估分析	1. 能够鉴别重要或需要优先改善的危险因素 2. 能够选择评估工具	1. 生活方式危险因素的危害及评估方法 2. 膳食运动与健康的关系及评估方法 3. 行为及心理危险因素的危害及评估方法 4. 常见疾病危险因素的危害及评估方法
	评估判断	1. 能够分析健康和危险因素，找出危险因素可能存在的原因 2. 能够评估个人所处的危险水平 3. 能够告知和解释健康和疾病危险性评估结果	1. 因果关系确认的方法和步骤 2. 统计方法
健康指导	健康咨询	能够用电话、面谈及其他媒介方式进行个性化健康咨询和指导	慢性病预防指南
	健康教育	1. 能够制订健康教育计划 2. 能够进行个性化的健康教育 3. 能够按照不同需求对人群进行健康教育	1. 个体或群体健康信息需求的评价 2. 根据健康需求制订健康教育内容并实施
健康干预	制订干预方案	1. 能够进行人群的需求评估，确定优先干预的健康问题和行为因素 2. 能够确定干预的短期目标和长期目标 3. 根据健康危险因素制订阶段性的健康干预方案 4. 能够根据个体或群体的重点危险因素选择适当的干预手段、场所和干预策略	1. 膳食干预 2. 运动干预 3. 行为心理干预 4. 健康干预方案制订的原则、策略和要点
	实施干预方案并监控	1. 能够依据制定的短期目标和长期目标，分阶段实施健康干预方案 2. 能够制订实施时间表 3. 对方案实施过程进行监控，实施方案过程中发现偏离既定目标后立即进行纠正	1. 健康干预的实施方法和流程 2. 质量控制的内容和方法
	进行干预效果评估	1. 能够评估健康干预的过程、效应和结果 2. 能够评估健康干预效果的质量，保障健康干预的先进性和科学性	1. 健康干预评估的性质、目的和意义 2. 健康干预评估的种类和内容 3. 健康干预评估的方法
指导与培训	操作指导	能够指导助理健康管理师进行实际操作	1. 现场教学法 2. 现代教育手段和技巧
	理论培训	能够对助理健康管理师进行技术理论培训	

表4-3　高级健康管理师（一级）工作要求

职业功能	工作内容	能力要求	相关知识
健康监测	健康需求分析	1. 能够明确个体及群体健康负担和健康维护的需求 2. 能够分析、量化个体或群体健康需求	医疗卫生市场的概况和健康需求分析、评估
	信息分析与利用	1. 能够制订信息分析规范 2. 能够分析和解释健康和疾病相关检查结果 3. 能够分析个体和群体健康或疾病发展趋势，提出解决方案	1. 健康信息数据库的设计、建立与管理 2. 健康信息的比较与分析
	监测方案制订与实施	1. 能够制订方案实施标准 2. 能够进行方案实施过程的质量控制 3. 能够评估实施效果 4. 能够分析产生偏差的原因，修订监测方案，并提出改进措施	1. 循证医学实践知识 2. 医学筛检的决策知识 3. 实施质量控制的知识

（续）

职业功能	工作内容	能力要求	相关知识
健康风险评估和分析	群体风险评估	1. 能够制定群体分类的原则 2. 能够做出群体健康和疾病趋势分析和评估报告	1. 健康管理群体分类原则 2. 群体健康风险评估
	群体风险管理	1. 能够确定风险管理重点 2. 能够制定风险管理方法 3. 能够确定风险管理质量控制原则	1. 风险控制策略 2. 风险预测技术 3. 疾病风险与健康风险知识
健康指导	健康教育	1. 能够修正健康教育计划 2. 能够撰写健康教育教材 3. 能够分析个体或群体健康教育效果评价	1. 健康教育计划的评价 2. 健康教育的策略和方法 3. 健康教育材料制作程序知识
	健康维护	1. 能够检查和监督个人健康改善的效果 2. 能够根据健康管理方案的执行情况和个体的改善状况不断修正健康改善的方案 3. 能够进行健康维护实施过程质量控制	1. 健康管理效果评估知识 2. 实施质量控制的知识
健康干预	制订干预方案	1. 能够评价个体健康干预方案 2. 能够修正个体健康干预方案 3. 能够进行群体的需求评估，制订群体健康干预方案	人群健康干预的原则、策略和要点
	实施干预方案并监控	1. 能够制订方案实施标准 2. 能够进行方案实施过程的质量控制 3. 能够评估实施效果 4. 能够分析产生偏差的原因，修订监测方案，并提出改进措施 5. 实施人员的选定和相关知识及技能的培训 6. 实施所需设备的选择、使用和管理	1. 健康干预方案的实施标准 2. 质量控制的内容和方法
	进行干预效果评估	1. 确定干预的效果评估标准 2. 能够明确影响评估结果的因素 3. 能够进行干预效果的成本－效益分析与成本－效果分析	1. 健康干预的效果评估 2. 质量控制知识 3. 成本效益分析
研究与开发	文献研究	1. 能够进行文献检索 2. 能够总结和整合原始研究结果 3. 能够确定研究目标	1. 文献检索方法 2. 常用统计分析方法 3. 分析与整合数据的方法 4. 收集原始研究的策略
	应用开发	1. 能够开发健康评估的工具 2. 能够开发健康维护的产品	1. 循证医学证据的分析与评价 2. 产品设计相关知识
	成效评估	能够设计与实施健康管理技术应用成效评估的方案	1. 成本效益分析测量方法的知识 2. 研究设计中常见的问题和注意事项
指导与培训	操作指导	能够指导健康管理师进行实际操作	1. 培训教学的基本方法 2. 培训讲义的编写方法
	理论培训	1. 能够对健康管理师进行技术理论培训 2. 能够撰写健康管理培训讲义	

二、健康管理员（师）岗位要求

（一）职业定位

健康管理员（师）是针对老年人群，从事个体或群体健康的监测、分析、评估以及健康咨询、指导和健康危险因素干预等工作的专业人员。

（二）培养对象

一般该类职业的培养对象有以下几类：具有医药卫生专业大学专科以上学历的人员；具有医药卫生专业中等专科以上学历证书，连续从事养老服务职业 5 年以上的人员；具有非医药卫生专业大学专科以上学历证书，具备高级护理员资质证书，从事养老服务工作 5 年以上的人员。

（三）能力要求

1. 理论要求

掌握老年健康管理的服务流程和基本步骤，掌握营养与膳食管理、身体活动管理、心理健康管理相关知识以及康复医学基础知识，掌握相关保险、服务管理与法律知识。

2. 专业能力要求

掌握老年人健康调查及研究、信息收集、信息管理、健康监测、风险识别、风险分析、健康指导、制订干预方案、监测干预效果的基本方法和常见慢性病的健康管理措施，达到独立上岗工作的水平。

3. 岗位设定

健康管理员（师）岗位要求从业人员可从事健康服务类工作，如老年福利中心、养老院等养老机构的老年健康管理岗位，社区卫生服务站的老年健康管理岗位，居家养老、老年护理等健康服务类机构的老年健康管理岗位。

4. 岗位职责

（1）健康监测。负责组织健康监测，制定健康体检的频率和内容，搜集健康信息，建立健康档案，进行科学有效的健康信息管理。

（2）健康风险评估和分析。负责对搜集的健康信息进行风险识别和风险分析。

（3）健康指导。负责跟踪随访和健康教育方案的制订及执行。

（4）健康危险因素干预。负责根据服务对象的具体情况，制订、实施干预方案并监测干预效果。

（5）组织协调各类专业人员开展健康管理工作。负责组织协调与健康管理有关的各类专业人员，如营养师、心理咨询师、康复师等，在居家、社区等不同工作环境下共同开展健康管理相关工作。

5. 职业道德和职业守则

（1）爱岗敬业、诚实守信、办事公道、服务群众、奉献社会。

（2）不得在性别、年龄、身体状况、职业、民族、国籍、宗教信仰、价值观等方面歧视被服务的个体或群体。

（3）让被服务的个体或群体了解健康管理工件的性质、特点以及个体或群体自身的权利和义务。

（4）在对个体或群体进行健康管理工作时，应与个体或群体就工作的重点进行讨论并达成一致意见，必要时（如采用干预措施时）应与个体或群体签订书面协议。

（5）严格遵循保密原则，具体内容包括以下几点。

①从业人员有责任向个体或群体说明健康管理工作的相关保密原则和规定。

②在老年健康管理工作中，一旦发现个体或群体有危害自身或他人的情况，必须采取必要的措施，防止意外事件发生（必要时应通知家属或有关部门）。

③老年健康管理工作中的有关信息，包括个案记录、检查资料、信件、录音、录像和其他资料，均属专业信息，应在严格保密的情况下妥善保存，不得泄露。

④从业人员只有在个体或群体同意的情况下才能对工作或危险因素干预过程进行录音、录像。在因专业需要进行案例讨论或采用案例进行教学、科研、写作等工作时，应隐去可能会据此辨认出个体的有关信息。

第三节　国外健康管理专业人员培养

一、美国的培养模式

美国的健康管理从业人员常被称为健康服务管理师、健康医疗师或健康教练，其工作的主要目标是延长服务对象的寿命，提高其生活质量。从业人员最基本的学历要求是本科，在专业技能上，要求具备基本的沟通能力以及分析、解决问题的能力，同时也要具备处理人际关系以及学习新技术的能力。许多高校开设健康管理专业，培养从事健康管理工作的医务人员。为获得从业资质，从业人员需要通过国家考核，取得国家认证的资格证书，完成基本培训后才能上岗。

（一）院系设置

美国的健康相关专业多数设立在公共卫生学院，部分开设在公共政策学院或公共事务学院。健康相关专业的名称一般是卫生政策与管理（Health Policy and Management）或健康管理与政策（Health Management and Policy）。在美国，平均每个州有一到两所大学设立了完整的和公共卫生专业相关的院系，独立的公共卫生学院一般会开设生物统计学、环境卫生、流行病学、遗传学和复杂疾病学、全球健康与人口、卫生政策与管理、免疫学和传染病学、营养学、社会和行为科学等相关专业。这些公共卫生学院除培养健康相关人才外，还需承担与该州卫生部门共同进行一系列重大事件的规划与实施的责任，如健康教育、疾病预防、环境卫生等。

（二）学位设置

在学位设置方面，美国的健康相关专业被划分到公共卫生领域，也属于医学领域。由于本科教育并不足以使学生掌握专业技能，因此美国高校的健康相关专业一般是硕士学位的专业，主要有以下几种类型：①公共卫生硕士（Master of Public Health，MPH）。比较典型的高校有加州大学伯克利分校、威斯康星大学麦迪逊分校等，该学位注重培养学生的实际工作能力。②健康管理硕士（Master of Health Administration，MHA）。该学位强调培养学生的管理能力，如人力资源管理、市场策划等，是比较接近 MBA 的一种学位，开设院校有约翰·霍普金斯大学、南加利福尼亚大学等。有的高校既有 MPH，又有 MHA，如乔治·华盛顿大学等。③公共管理硕士（卫生政策与管理方向）（MPA in Health Policy and Management）。有些高校将健康相关专业划归到公共管理学科范畴，以研究方向的形式培养健康宏观领域人才，如纽约大学等。④科学公共卫生硕士（Master of Science in Public Health，MSPH）。该学位多培养学生的科研能力，为高校、研究机构、政府部门培养科研人才。

（三）课程设置

1. 本科阶段

学生主要就读公共卫生专业，一般学习以下几大类型的课程：生物学预备知识，包括生物学、人体生理学、神经生物学、人类营养学、传染病学等；数学预备知识，包括微积分、统计等；社会科学预备知识，包括人类学、经济学、政治学、心理学、社会学等；公共卫生知识，包括公共卫生统计与概率、流行病学、环境卫生、社区卫生与人类发展、公共卫生微生物学、卫生政策与管理等。

2. 硕士阶段

学生的学习向专业化、精细化方向延伸，学习的健康相关专业类课程更深入，包括：卫生保健系统介绍、卫生系统调查、健康管理基础知识、非营利组织相关知识、社区卫生政策、医疗质量测量与改进、金融经济分析、健康管理成本、公共卫生决策等。

（四）就业情况

在美国，以与健康学科紧密相关的公共卫生专业为例，公共卫生专业毕业生的就业领域十分广泛，包括政府、科研机构、医疗机构、保险公司、高校、非营利组织等，就业率在90% 左右。在政府部门，毕业生主要就业去向是相关的政府卫生部门，从事卫生服务岗位；在科研机构，毕业生主要在一些如疾病防治中心等与公共卫生相关的科研单位、事业单位工作；在医院等医疗机构，毕业生主要在一些大型综合医院的预防保健科、病案统计科和信息统计科工作，也可以承担公共卫生相关的具体研究工作，包括医疗项目开发、管理和监督等；在医疗保险公司，公共卫生专业的毕业生可以利用掌握的统计知识和健康管理与疾病预防知识，承担医疗保险的评估核准工作；在非营利组织，毕业生也能够比较容易找到合适的岗位，这主要归因于美国公共卫生领域的非营利组织数量多、涉及领域广。

二、日本的培养模式

（一）健康科学学院

日本健康科学（健康管理）专业主要培养除临床医师、牙医和药剂师以外的，在医疗和社会福祉领域工作的专业人才。近年来，运动学科等相关专业也被纳入日本的健康学科体系框架中。日本近10年来出现了从事健康管理的专业人员，称为保健士。保健士的资质培训和认定，是在取得护士执业证书的基础上再进行的公共卫生、群体健康和健康管理的培训，考察通过即可取得执业资格。目前，日本设立健康科学学院（专业）以及与之相近学院的大学有很多。

（二）社会福祉学科

20世纪70年代，日本率先进入老龄化社会。为了应对这一社会问题，日本建立了一套完备的社会福祉学科体系。日本社会福祉学是研究以幼儿、儿童、青少年、残障人士、妇女、老人以及经济贫困者等为代表的社会弱势群体的社会福祉的增进和权力的维护，研究为其提供支援的方法、技术，以及行政政策、社会福祉的社会基础和结构的学问。

1. 教育类型

根据培养目标的不同，福祉教育分为一般性福祉教育和专业性福祉教育。前者注重培养全民的福祉意识，属于终身教育，在学校系统和社会教育中普遍存在。后者主要目的在于培养专门性福祉人才，具有明确的职业指向与专业指向，主要形式包括四年制大学、短期大学（专科）和职业学校等。

根据教育场所的不同，福祉教育又可分为学校福祉教育和社会福祉教育。学校福祉教育是指在各类学校系统中、以学生为教育对象的福祉教育；社会福祉教育是指以广大公民为教育对象的福祉教育，它包括家庭、企业、社区等。

2. 专业设置

日本的福祉专业门类广泛，主要包括：社会福祉专业，包括儿童福祉、老年人福祉、残疾人福祉等方向；福祉经营专业，包括产业福祉、福祉经营等方向；健康福祉专业，包括医疗福祉、保健福祉、环境福祉等方向；福祉工学专业，包括福祉产品的开发与设计、福祉信息技术等方向；介护福祉专业，包括老年人介护、残疾人介护等方向；福祉教育专业，包括婴幼儿教育、青少年心理教育、老年教育、失业人员的再就业培训等。

3. 办学水平和就业方向

日本各类福祉大学的办学具有产学研紧密结合、投资主体多元化、经营机制灵活的特点。这类大学大多有独立的研究机构、固定的校外实训基地，以及与企业合作建立的实体。如东北福祉大学设有感性福祉研究所、预防福祉研究所等研究机构，并且建立了养老设施、幼儿园及医院等实体。这些教学关联设施为在校师生的课程实习、学术研究、独立实训、毕业实习等提供条件，同时为地方经济、社会福祉事业发展提供良好的教育、科研环境和服务。

在日本，正规的普通高校（福祉大学和一些综合性大学的福祉专业）重点培养本、硕、博层次的研究型、应用型福祉人才，该类人才的主要就业去向是研究所、各级政府机构的福祉部门及福祉社会团体（NPO）、各类福祉教育机构及各种福祉产业的管理部门；短期大学（专科）及专门学校（中专）重点培养技能型、操作型福祉人才，该类人才的主要就业去向是各地方及区域福祉机构、福祉援助中心以及福祉产业生产、经营、销售、服务等部门。

第四节　毕业生学历提升途径与职业生涯规划

一、毕业生学历提升途径

本专业毕业生继续学习、深造的渠道有很多，大专毕业生可以报考普通高校成人教育学院或选择"专升本"学习深造；参加工作两年后的毕业生可以直接参加全国硕士研究生考试。

（一）自学考试

高等教育自学考试是国家根据《中华人民共和国宪法》"鼓励自学成才"的规定，为推进在职专业教育和中学、大学后继续教育而建立的以学历考试为主的国家考试制度形式。它由个人自学、社会助学、国家考试三部分组成，以个人自学为基础、社会助学为补充、国家考试为主导，把广泛的个人自学与社会助学和严格的国家考试结合起来，培养和造就经济建设和社会发展所必需的各类人才。

高等教育自学考试制度是一种社会化的考试制度和教育形式，是向全社会开放的"没有围墙的大学"，与其他教育形式相比，具有更大的开放性。它不受年龄、区域、原有教育程度的限制，不需入学考试，自学者只要具备一定文化程度，按专业考试计划规定的课程自学（或者选择培训机构进行培训），在自学的基础上参加国家考试，学一门报考一门。全部成绩合格并且思想品德鉴定合格，由国家发放大专或本科毕业证。

高等教育自学考试是一种教、学、考相对分离的教育形式，命题与辅导、办学与考试等关键环节相互分离，考试质量有保证，现在已得到国际上的认可。美国、英国、澳大利亚、加拿大的一些高等学校承认中国自考生的成绩，中国自考生到这些国家的学校学习，可以免试通过合格的课程，自学考试毕业生可直接攻读相关学位。

高等教育自学考试经济实惠，具有投入少、周期短、见效快、效益高等特性，是一条自学成才的有效途径。

（二）研究生考试

已经具备本科学历者可以通过研究生教育继续对健康管理进行深入研究。具备一定健康管理工作经验的人会对健康管理有更多思考，可以选取自己感兴趣的研究领域攻读研究生学位。另外，也可以就某个研究领域考取我国医学院校的公共卫生学院进一步深造。

硕士研究生招生考试报名包括网上报名和现场确认两个阶段。所有参加硕士研究生招生考试的考生均须进行网上报名，并到报考点现场确认网报信息和采集本人图像等相关电子信息，同时按规定缴纳报考费。

应届本科毕业生原则上应选择就读学校所在省（区、市）的报考点办理网上报名和现场确认手续；单独考试考生应选择招生单位所在地省级教育招生考试机构指定的报考点办理网上报名和现场确认手续；工商管理、公共管理、旅游管理和工程管理等专业学位考生和其他考生应选择工作或户口所在地省级教育招生考试机构指定的报考点办理网上报名和现场确认手续。

考生在规定时间内登录"中国研究生招生信息网"（以下简称"研招网"）浏览报考须知，按教育部、省级教育招生考试机构、报考点以及报考招生单位的网上公告要求报名。

报名期间，考生可自行修改网上报名信息或重新填报报名信息，但为避免多占考位，影响其他考生报考，一位考生只能保留一条有效报名信息。

考生报名时只填报一个招生单位的一个专业。待考试结束，教育部公布复试分数线后，考生可通过"研招网"调剂服务系统了解招生单位的计划余额信息，并按相关规定自主填报调剂志愿。

二、毕业生的职业生涯规划

据人力资源专家分析，随着国家政策的出台，我国未来 5～10 年，大约需要 1000 万健康服务产业人才，而专业健康管理师的需求将超过 200 万人。就业单位包括：医疗服务机构、社区卫生服务中心、健康体检中心、健康管理公司、营养咨询公司、心理咨询机构、药店、养生会所、养老院等，还涉及健康教育、健康咨询、健康指导及自主创业等相关领域。

目前，中国相关专业的毕业生应首先在没有工作经验要求的健康管理公司或是社区卫生服务中心工作，作为助理健康管理师或是见习养生顾问等，积累面对病人的经验和提高自己沟通表达的能力。

工作三年以后，对健康管理行业有了一定的了解并积累了工作经验，这时可以选择去更适合自身发展和能力提升的公司就职，通过国家健康管理师职业资格考核的，可以取得健康管理师资格证。

取得健康管理师职业资格证书后再工作四年，通过培训并取得结业证书的，可以取得高级健康管理师的职业资格，当然，这时可以选择去更有前景的公司工作或是选择从事讲师一职，培训新的健康管理师。

虽然目前我国健康管理行业的建设正处于摸索期，国内专业从事健康管理与服务的机构并不多，但是也有很多医院正在进行尝试。行业走上正轨可能会需要一些时间，犹如当年的互联网行业，最初也是艰难挫折居多，但就我国"健康中国"相关政策的力度以及公众明显重视健康的态度来看，前景依然广阔。

本章小结

健康管理专业横跨医学、营养学、心理学、中医学、运动学、康复学及慢性病管理等众多学科。健康管理师是从事个体和群体健康的检测、分析、评估以及健康咨询、指导和危险因素干预等工作的专业人员，是健康产业紧缺的复合型人才。健康管理师的主要工作内容包括：采集和管理个体或群体的健康信息，评估个体或群体的健康和疾病危险性，进行个体或群体的健康咨询与指导，制订个体或群体的健康促进计划，对个体或群体进行健康维护，对个体或群体进行健康教育和推广，进行健康管理技术的研究与开发，进行健康管理技术应用的成效评估。

我国健康管理师共设三个等级，分别为助理健康管理师（国家职业资格三级）、健康管理师（国家职业资格二级）以及高级健康管理师（国家职业资格一级），每个级别对于报考要求、专业知识都有不同要求。

从事老年健康管理职业需要掌握老年健康管理的基础知识，能运用基本技能独立完成本职业信息收集、信息管理、健康监测、风险识别、风险分析、健康指导、实施干预方案、监测干预效果和常见慢性病的健康管理等常规工作。掌握老年健康管理的服务流程和基本步骤，掌握营养与膳食管理、身体活动管理、心理健康管理相关知识以及康复医学基础知识，掌握相关保险、服务管理与法律知识。

实训指导

1．邀请当地开设健康管理专业的高校或健康管理师考试辅导机构的教师举行一次关于"助理健康管理师职业资格考试与职业发展"的专题讲座。

2．邀请当地社区中从事健康管理的专技人员进行一次关于"社区慢性病人群的健康干预"的专题讲座。

思考与练习

成为一名合格的助理健康管理师需要什么样的职业能力？

附录　常见老年人健康状况评估量表

一、健康状况调查简表

健康状况调查简表（36-Item Short Form Health Survey，SF-36），由美国波士顿健康研究所研制，从量化的角度，比较直观、全面地反映人群的健康状况，并由此发展出了不同的语种版本。

SF-36量表的内容包括：

1. 总体来讲，您的健康状况是：

　①非常好　　　②很好　　　③好　　　④一般　　　⑤差

2. 与1年前相比，您觉得自己的健康状况是：

　①比1年前好多了　　　　②比1年前好一些　　　③跟1年前差不多

　④比1年前差一些　　　　⑤比1年前差多了

　（权重或得分依次为1、2、3、4、5）

健康和日常活动

3. 以下这些问题都和日常活动有关。请您想一想，您的健康状况是否限制了这些活动？如果有限制，程度如何？

　（1）重度活动，如跑步、举重等剧烈运动：

　　①限制很大　　　　　　②有些限制　　　　　　③毫无限制

　（2）适度的活动，如移动一张桌子、扫地、打太极拳、做简单体操等：

　　①限制很大　　　　　　②有些限制　　　　　　③毫无限制

　（3）手提日用品，如买菜、购物等：

　　①限制很大　　　　　　②有些限制　　　　　　③毫无限制

　（4）上几层楼梯：

　　①限制很大　　　　　　②有些限制　　　　　　③毫无限制

　（5）上一层楼梯：

　　①限制很大　　　　　　②有些限制　　　　　　③毫无限制

　（6）弯腰、屈膝、下蹲：

　　①限制很大　　　　　　②有些限制　　　　　　③毫无限制

　（7）步行1500米以上的路程：

　　①限制很大　　　　　　②有些限制　　　　　　③毫无限制

（8）步行 1 000 米的路程：

    ①限制很大   ②有些限制   ③毫无限制

（9）步行 100 米的路程：

    ①限制很大   ②有些限制   ③毫无限制

（10）自己洗澡、穿衣：

    ①限制很大   ②有些限制   ③毫无限制

    （权重或得分依次为 1、2、3）

4. 在过去四个星期里，您的工作和日常活动有无因为身体健康的原因而出现以下这些问题？

    （1）减少了工作或其他活动时间：

        ①是   ②不是

    （2）本来想要做的事情只能完成一部分：

        ①是   ②不是

    （3）想要做的工作或活动种类受到限制：

        ①是   ②不是

    （4）完成工作或其他活动困难增多（比如需要额外的努力）：

        ①是   ②不是

    （权重或得分依次为 1、2）

5. 在过去四个星期里，您的工作和日常活动有无因为情绪的原因（如压抑或忧虑）而出现以下这些问题？

    （1）减少了工作或活动时间：

        ①是   ②不是

    （2）本来想要做的事情只能完成一部分：

        ①是   ②不是

    （3）做事情不如平时仔细：

        ①是   ②不是

    （权重或得分依次为 1、2）

6. 在过去四个星期里，您的不良健康状态或情绪在多大程度上影响了您与家人、朋友、邻居或集体的正常社会交往？

    ①完全没有影响   ②有一点影响   ③中等影响

    ④很大影响   ⑤非常大的影响

    （权重或得分依次为 5、4、3、2、1）

7. 在过去四个星期里，您有身体疼痛吗？

    ①完全没有疼痛   ②有很轻微疼痛   ③轻微疼痛

④中等疼痛　　　　　　　⑤严重疼痛　　　　　　　⑥非常严重的疼痛

（权重或得分依次为 6、5.4、4.2、3.1、2.2、1）

8. 在过去四个星期里，您的身体疼痛影响了您的工作和家务吗？

①完全没有影响　　　　　②有一点影响　　　　　　③中等影响

④很大影响　　　　　　　⑤非常大的影响

（如果对问题 7 没有做回答，权重或得分依次为 6、4.75、3.5、2.25、1；如果对问题 7、8 均做了回答，则为 5、4、3、2、1）

您的感觉

9. 以下这些问题是关于过去 1 个月里您自己的感觉，对每一个问题所描述的事情，您的情况是什么样的？

（1）您觉得生活充实：

①所有的时间　　　　　　②大部分时间　　　　　　③比较多时间

④一部分时间　　　　　　⑤小部分时间　　　　　　⑥没有这种感觉

（权重或得分依次为 6、5、4、3、2、1）

（2）您是一个敏感的人：

①所有的时间　　　　　　②大部分时间　　　　　　③比较多时间

④一部分时间　　　　　　⑤小部分时间　　　　　　⑥没有这种感觉

（权重或得分依次为 1、2、3、4、5、6）

（3）您的情绪非常不好，什么事都不能使您高兴起来：

①所有的时间　　　　　　②大部分时间　　　　　　③比较多时间

④一部分时间　　　　　　⑤小部分时间　　　　　　⑥没有这种感觉

（权重或得分依次为 1、2、3、4、5、6）

（4）您的心里很平静：

①所有的时间　　　　　　②大部分时间　　　　　　③比较多时间

④一部分时间　　　　　　⑤小部分时间　　　　　　⑥没有这种感觉

（权重或得分依次为 6、5、4、3、2、1）

（5）您做事精力充沛：

①所有的时间　　　　　　②大部分时间　　　　　　③比较多时间

④一部分时间　　　　　　⑤小部分时间　　　　　　⑥没有这种感觉

（权重或得分依次为 6、5、4、3、2、1）

（6）您的情绪低落：

①所有的时间　　　　　　②大部分时间　　　　　　③比较多时间

④一部分时间　　　　　　⑤小部分时间　　　　　　⑥没有这种感觉

（权重或得分依次为 1、2、3、4、5、6）

（7）您觉得筋疲力尽：

  ①所有的时间   ②大部分时间   ③比较多时间

  ④一部分时间   ⑤小部分时间   ⑥没有这种感觉

  （权重或得分依次为1、2、3、4、5、6）

（8）您是个快乐的人：

  ①所有的时间   ②大部分时间   ③比较多时间

  ④一部分时间   ⑤小部分时间   ⑥没有这种感觉

  （权重或得分依次为6、5、4、3、2、1）

（9）您感觉厌烦：

  ①所有的时间   ②大部分时间   ③比较多时间

  ④一部分时间   ⑤小部分时间   ⑥没有这种感觉

  （权重或得分依次为1、2、3、4、5、6）

10. 不健康影响了您的社会活动（如走亲访友）：

  ①所有的时间   ②大部分时间   ③比较多时间

  ④一部分时间   ⑤小部分时间   ⑥没有这种感觉

  （权重或得分依次为1、2、3、4、5、6）

总体健康情况

11. 请看下列每一个问题，哪一种答案最符合您的情况？

（1）我好像比别人容易生病：

  ①绝对正确   ②大部分正确   ③不能肯定

  ④大部分错误   ⑤绝对错误

  （权重或得分依次为1、2、3、4、5）

（2）我跟周围人一样健康：

  ①绝对正确   ②大部分正确   ③不能肯定

  ④大部分错误   ⑤绝对错误

  （权重或得分依次为5、4、3、2、1）

（3）我认为我的健康状况在变坏：

  ①绝对正确   ②大部分正确   ③不能肯定

  ④大部分错误   ⑤绝对错误

  （权重或得分依次为1、2、3、4、5）

（4）我的健康状况非常好：

  ①绝对正确   ②大部分正确   ③不能肯定

  ④大部分错误   ⑤绝对错误

  （权重或得分依次为5、4、3、2、1）

二、症状自评量表

1. 量表介绍

自评量表（Self-Rating Scale）是指被评估者按照量表内容要求，根据自己的体验和实际情况自行进行测评的量表。SCL-90 症状自评量表（见附表 1）是进行个体心理健康状况鉴别及群体心理卫生普查时实用、简单而有价值的量表，是当前使用最为广泛的精神障碍和心理疾病门诊检查量表。该量表有 90 个项目，由 9 个内容量表构成，即 9 个因素，分别为：躯体化、强迫症状、人际关系敏感、抑郁、焦虑、敌对、恐怖、偏执和精神病性。

2. 量表内容

指导语：以下列出了一些人可能会存在的问题，请仔细阅读每一条，然后根据最近一星期下述情况影响您的实际感觉，在每个问题后标明该题的程度得分（A～E 分别对应 1～5 分）。其中："没有"选 A，"很轻"选 B，"中等"选 C，"偏重"选 D，"严重"选 E。

附表 1 SCL-90 症状自评量表

题 目	选 项
1. 头痛	A–B–C–D–E
2. 神经过敏，心中不踏实	A–B–C–D–E
3. 头脑中有不必要的想法或字句盘旋	A–B–C–D–E
4. 头晕或昏倒	A–B–C–D–E
5. 对异性的兴趣减退	A–B–C–D–E
6. 对旁人责备求全	A–B–C–D–E
7. 感到别人能控制您的思想	A–B–C–D–E
8. 责怪别人制造麻烦	A–B–C–D–E
9. 忘性大	A–B–C–D–E
10. 担心自己的衣饰整齐及仪态的端正与否	A–B–C–D–E
11. 容易烦恼和激动	A–B–C–D–E
12. 胸痛	A–B–C–D–E
13. 害怕空旷的场所或街道	A–B–C–D–E
14. 感到自己的精力下降，活动减慢	A–B–C–D–E
15. 想结束自己的生命	A–B–C–D–E
16. 听到旁人听不到的声音	A–B–C–D–E
17. 发抖	A–B–C–D–E
18. 感到大多数人都不可信任	A–B–C–D–E
19. 胃口不好	A–B–C–D–E
20. 容易哭泣	A–B–C–D–E
21. 同异性相处时感到害羞不自在	A–B–C–D–E
22. 感到受骗、中了圈套或有人想抓住您	A–B–C–D–E
23. 无缘无故地突然感到害怕	A–B–C–D–E
24. 自己不能控制地大发脾气	A–B–C–D–E
25. 怕单独出门	A–B–C–D–E
26. 经常责怪自己	A–B–C–D–E
27. 腰痛	A–B–C–D–E

（续）

题 目	选 项
28. 感到难以完成任务	A-B-C-D-E
29. 感到孤独	A-B-C-D-E
30. 感到苦闷	A-B-C-D-E
31. 过分担忧	A-B-C-D-E
32. 对事物不感兴趣	A-B-C-D-E
33. 感到害怕	A-B-C-D-E
34. 您的感情容易受到伤害	A-B-C-D-E
35. 认为旁人能知道您的个人想法	A-B-C-D-E
36. 感到别人不理解您、不同情您	A-B-C-D-E
37. 感到人们对您不友好，不喜欢您	A-B-C-D-E
38. 做事必须做得很慢以保证做得正确	A-B-C-D-E
39. 心跳得很厉害	A-B-C-D-E
40. 恶心或胃部不舒服	A-B-C-D-E
41. 感到比不上他人	A-B-C-D-E
42. 肌肉酸痛	A-B-C-D-E
43. 感到有人在监视您、谈论您	A-B-C-D-E
44. 难以入睡	A-B-C-D-E
45. 做事必须反复检查	A-B-C-D-E
46. 难以做出决定	A-B-C-D-E
47. 害怕乘坐电车、公共汽车、地铁或火车	A-B-C-D-E
48. 呼吸困难	A-B-C-D-E
49. 一阵阵发冷或发热	A-B-C-D-E
50. 因为感到害怕而避开某些东西、场合或活动	A-B-C-D-E
51. 脑子变空了	A-B-C-D-E
52. 身体发麻或刺痛	A-B-C-D-E
53. 喉咙有梗塞感	A-B-C-D-E
54. 感到前途渺茫	A-B-C-D-E
55. 不能集中注意力	A-B-C-D-E
56. 感到身体的某一部分软弱无力	A-B-C-D-E
57. 感到紧张或容易紧张	A-B-C-D-E
58. 感到手或脚发重	A-B-C-D-E
59. 想到死亡的事	A-B-C-D-E
60. 吃得太多	A-B-C-D-E
61. 当别人看着您或谈论您时感到不自在	A-B-C-D-E
62. 有一些不属于您自己的想法	A-B-C-D-E
63. 有打人或伤害他人的冲动	A-B-C-D-E
64. 醒得太早	A-B-C-D-E
65. 必须反复洗手、数数或触摸某些东西	A-B-C-D-E
66. 睡得不稳不深	A-B-C-D-E
67. 有想摔坏或破坏东西的冲动	A-B-C-D-E

（续）

题　目	选　项
68. 有一些别人没有的想法或念头	A–B–C–D–E
69. 感到对别人神经过敏	A–B–C–D–E
70. 在商店或电影院等人多的地方感到不自在	A–B–C–D–E
71. 感到任何事情都很困难	A–B–C–D–E
72. 一阵阵恐惧或惊恐	A–B–C–D–E
73. 感到在公共场合吃东西很不舒服	A–B–C–D–E
74. 经常与人争论	A–B–C–D–E
75. 一个人时神经很紧张	A–B–C–D–E
76. 认为别人对您的成绩没有做出恰当的评价	A–B–C–D–E
77. 即使和别人在一起也感到孤单	A–B–C–D–E
78. 感到坐立不安、心神不定	A–B–C–D–E
79. 感到自己没有什么价值	A–B–C–D–E
80. 感到熟悉的东西变得陌生或不像是真的	A–B–C–D–E
81. 大叫或摔东西	A–B–C–D–E
82. 害怕会在公共场合昏倒	A–B–C–D–E
83. 感到别人想占您的便宜	A–B–C–D–E
84. 为一些有关性的想法而很苦恼	A–B–C–D–E
85. 您认为应该因为自己的过错而受到惩罚	A–B–C–D–E
86. 感到要很快把事情做完	A–B–C–D–E
87. 感到自己的身体有严重问题	A–B–C–D–E
88. 从未感到和其他人很亲近	A–B–C–D–E
89. 感到自己有罪	A–B–C–D–E
90. 感到自己的脑子有毛病	A–B–C–D–E

3. 量表解释

SCL-90 症状自评量表解释见附表 2。

附表 2　量表解释

9个因素	常模分数 ± 标准差
躯体化	1.37±0.48
强迫症状	1.62±0.58
人际关系敏感	1.65±0.51
抑郁	1.50±0.59
焦虑	1.39±0.43
敌对	1.48±0.56
恐怖	1.23±0.41
偏执	1.43±0.57
精神病性	1.29±0.42

注：总症状指数的常模分数 + 标准差为 1.44±0.43。

（1）躯体化：主要反映身体不适感，包括心血管、胃肠道、呼吸和其他系统的主诉不适，以及头痛、背痛、肌肉酸痛、焦虑等其他躯体表现。

（2）强迫症状：主要指那些明知没有必要，但又无法摆脱的无意义的思想、冲动和行为，还有一些比较一般的认知障碍的行为征象也在这一因素中反映。

（3）人际关系敏感：主要指某些个人不自在与自卑感，特别是与其他人相比较时更加突出。在人际交往中的自卑感、心神不安、明显不自在，以及人际交流中的自我意识、消极的期待也是这方面症状的典型原因。

（4）抑郁：主要以苦闷的情感与心境为代表症状，还以生活兴趣的减退、动力缺乏、活力丧失等为特征。以反映失望、悲观以及与抑郁相联系的认知和躯体方面的感受。另外，还包括有关死亡的想法和自杀观念。

（5）焦虑：一般指烦躁、坐立不安、神经过敏、紧张以及由此产生的躯体征象，如震颤等。游离不定的焦虑及惊恐发作是其主要内容。

（6）敌对：主要从思想、感情及行为三个方面来反映敌对的表现，包括厌烦的感觉、摔物、争论直到不可控制的脾气爆发等各种特征。

（7）恐怖：恐怖的对象主要包括出门旅行、空旷的场地、人群或公共场所和交通工具。此外，还包括社交恐怖。

（8）偏执：主要指投射性思维、敌对、猜疑、关系观念、妄想、被动体验和夸大等。

（9）精神病性：反映各种各样的急性症状和行为，也反映精神病性行为的继发征兆和分裂性生活方式的指征。

当做题者的得分低于"常模分数 + 标准差"时，表示个体表现正常，没有这方面问题。

当做题者的得分高于"常模分数 + 标准差"，但低于"常模分数 +2× 标准差"时，则表示个体在这方面可能存在一定程度的问题，需要接受进一步的检查。

当做题者的得分高于"常模分数 +2× 标准差"时，则表示存在这方面的问题，需要接受专业的帮助。

参 考 文 献

[1] 郭清. 健康管理学 [M]. 北京：人民卫生出版社，2015.

[2] 郭清. 健康管理学概论 [M]. 北京：人民卫生出版社，2011.

[3] 郭清. 中国健康服务业发展报告 2013[M]. 北京：人民卫生出版社，2014.

[4] 郭清. 中国健康服务业发展报告 2015[M]. 北京：人民卫生出版社，2016.

[5] 郭清. 中国健康服务业发展报告 2017[M]. 北京：人民卫生出版社，2018.

[6] 王陇德. 健康管理师 基础知识 [M]. 北京：人民卫生出版社，2013.

[7] 王陇德. 健康管理师 国家职业资格三级 [M]. 北京：人民卫生出版社，2013.

[8] 郭清. 老年健康管理师实务培训：上册—基础知识 [M]. 北京：中国劳动社会保障出版社，2014.

[9] 郭清. 老年健康管理师实务培训：下册—实务培训 [M]. 北京：中国劳动社会保障出版社，2014.

[10] 王培玉. 健康管理学 [M]. 北京：北京大学医学出版社，2012.

[11] 卓晟珺，付伟. 中医"治未病"理论在健康教育中的应用进展 [J]. 护理学报，2014，21（8）：22-24.

[12] 王小岩，罗仁. 美国移动医疗健康 App 应用现状的研究与分析 [J]. 中国数字医学，2015，15（11）：2-6.

[13] 戴霞，麻晓君，陆丽荣，等. "糖卫士"App 应用于糖尿病延续护理的实践 [J]. 中国护理管理，2016，16（7）：963-967.

[14] 李山，李鹏飞，田雨，等. 基于移动医疗的老年人健康管理系统设计与实现 [J]. 中国数字医学，2015，10（8）：2-4.

[15] 高晨晨，周兰姝. 智能健康管理在老年健康管理领域的研究进展和启示 [J]. 护理研究，2016，30（4）：1281-1284.

[16] Mann DM, Kudesia V, Reddy S, et al. Development of DASH Mobile: a mhealth lifestyle change intervention for the management of hypertension[J]. Stud Health Technol Inform, 2013, 192:973.

[17] 庞国明. "治未病"理论的基本内涵 [J]. 环球中医药，2008，4：5-6.

[18] 王燕. 基于互联网的中医健康管理模式构建与应用 [J]. 中医药管理杂志，2018，26（11）：178-179.

[19] 韩新英. 中医健康管理服务的现状与发展展望 [J]. 中医药管理杂志，2018，26（22）：1-3.

[20] 罗亚敏. 老龄化背景下我国老年人中医药健康管理发展对策研究 [D]. 武汉：武汉大学，2018.